喉症全科紫珍集　口齿类要

燕山窦氏　原本　云阳朱氏翔宇　嗣集

郭君双　王小丽　点校

明·薛己　原著

郭君双　赵艳　点校

天津出版传媒集团

天津科学技术出版社

图书在版编目（ＣＩＰ）数据

喉症全科紫珍集 / (明) 燕山窦氏原本 ; (清) 云阳
朱氏翔宇 , 嗣集 ; 郭君双等点校 . 口齿类要 / (明) 薛
己原著 ; 郭君双等点校 . -- 天津 : 天津科学技术出版社
, 2003.9(2025.1 重印)

（实用中医古籍丛书）

ISBN 978-7-5308-3504-3

Ⅰ . ①喉… ②口… Ⅱ . ①燕… ②薛… ③云… ④郭
… Ⅲ . ①中医五官科学:耳鼻咽喉科学②中医五官科学:
口腔科学 Ⅳ . ① R276

中国版本图书馆 CIP 数据核字 (2003) 第 051105 号

喉症全科紫珍集；口齿类要
HOUZHENG QUANKE ZIZHENJI；KOUCHI LEIYAO
责任编辑：马妍吉

出　　版：天津出版传媒集团
　　　　　天津科学技术出版社
地　　址：天津市西康路 35 号
邮　　编：300051
电　　话：(022)23332695
网　　址：www.tjkjcbs.com.cn
发　　行：新华书店经销
印　　刷：天津印艺通制版印刷股份有限公司

开本 787×1092　1/32　印张 7.5　字数 79 000
2025 年 1 月第 1 版第 5 次印刷
定价：38.00 元

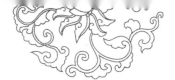

总 目 录

喉症全科紫珍集

燕山窦氏原本　云阳朱氏翔宇嗣集

郭君双　王小丽　点校

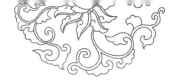

内容提要

　　《喉症全科紫珍集》是成书于清代中叶(1804 年)的喉科专著。由于喉科医政分科始于元代,加之中国地域广大,出现了不同流派的喉科专著。此书作者题曰:燕山窦氏原本,云阳朱氏翔字嗣集。当属元明间以针灸与外科显世的燕山窦氏流派的代表作,经过清人朱翔宇整理编纂而成。

　　该书分上、下 2 卷。上卷保存了明清早期的喉科痈疡证治的著名方剂,以及当时治疗有效的小针刀,外用吹、涂、摩、糁药等,反应了十分丰富的喉科证治。下卷介绍了 72 种喉舌病,并通过图注形式,将喉科发病部位、形态、诊断要点、基本方药逐一论述,言简意赅,图文并茂,易于掌握学习。

此书是较早介绍 72 种喉病的专著，在喉科发展史上占有一定地位，是一部研究喉科疾病的重要参考文献。

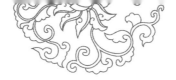

点校说明

　　《喉症全科紫珍集》，又称《喉科紫珍全集》《经验喉科紫珍集》《七十二种绘图喉科全书》《增补经验喉科紫珍青囊录》，为清代著名的喉科专著。原题燕山窦氏原本，朱翔宇嗣集。初刊于清·嘉庆九年(1804年)。

　　该书分上、下2卷。上卷以歌诀形式叙述咽喉、口舌疾病的治则、方剂、宜忌等。在临证二十法中，包括用刀、针、烙、熏等的适应证及外治法。方证论治分通关、探痰、追风、吹药、散肿、敷药、退火、解表、攻里、散毒、内托、生肌、熏烙、痰气、虚火、从治、噙漱、口舌、牙齿、腮颔，凡二十类，载方143首。"方本"多来源于明清名家方剂，如《疮疡经验全书》《普济方》

《万病回春》《证治准绳》等，或者为名方加减运用，或为自拟经验方，或传统验方。比如喉症是痈、是痹、是蛾，认病不清时可吹之本药方及十叶散，或吹秘药方、碧雪丹即属此类。下卷载锁喉风、缠喉风、喉痹、乳蛾、喉疔、开花疔、喉痈、走马疳、悬疔、舌痈、牙痈、虾蟆毒等72种喉病的证治图说，并附有歌诀，图文并举，形象具体，详明其用药及针刺法。该书论病简明中肯，选方平正允妥，是一部具有较高临床实用价值的中医喉科专著。

关于作者问题：卷首上、下均题"燕山窦氏原本，云阳朱氏翔宇嗣集"，我们据该书诸多版本考查，以及内容反映出的学术思想分析，此书是一部托名之作。元代医政管理将咽喉病与口齿病分离，独立成科（第八科），而生活于此时期的著名针灸学家窦杰著有《针经指南》，强调流注八穴主治病证颇多，临泣、列缺、照海主治病中，包括咽喉肿痛病证，即用针刺方法治疗咽肿病。其后裔明人窦良茂习外科，其子窦梦麟著有《疮疡经验全书》，其中对喉病认识，在《紫珍集》中有所反映，以至于1820年尚有《窦氏喉科》抄本传世，这就是人们推崇窦氏为喉科疾病开创者的意义所在，故托古燕山窦氏（北窦）原本的原因。其二，从喉科发展史上看，除早期类书散在记载外，自明清期间，出现了《咽喉脉症通论》十八症、郑氏喉科三十六症，至此书七十二症，说明了人们认识疾病的规律，并且形成一系列代表各个流派的"秘旨""秘诀""论治要法"等喉科专著。然而对喉病形态学的认识，从简单到复杂而逐渐丰富，并保存了内在学术联系。同时，图证并列的编纂方式，易学易会便于医者的学习运用。嘉庆二年已有十八症的《图注喉科》刻本问世,所以《紫珍集》七十二症图注的出现,体现了当时喉科的认识水平。从嘉庆甲子本状况上分析,朱翔宇整理、编辑此书是历史事实,而且朱氏《梦蕉鹿轩医书三种》抄本,再次证明《紫珍集》出自他手,应视其为该书真正的编者。

该书版本状况:国内存有 12 种版本,最早的为嘉庆甲子本(1804 年)2 种(尊仁堂本、盛德堂本),后世陆续刊刻传抄有道光本、咸丰本(3 种)、同治本(4 种)、光绪本(5 种),抄本 2 种及千顷堂石印本等。

本次整理选取嘉庆甲子尊仁堂本为底本;对校本有同治聚文斋本(简称 "同治本")、千顷堂石印本(简称 "千顷本");他校本有《梦蕉鹿轩医书三种》抄本(简称 "梦蕉抄本")、《疮疡经验全书》、《古今医鉴》等。具体处理方法:①底本明显误字径改,如霍香—藿香,灸状—灸壮,炙一灸,烦燥—烦躁;②凡书中异体字、俗字,改规范字,如餂—舔,捲—卷,元—圆等;③凡底本存,后世脱漏者,出注说明,以正本清源,为体现传本特色,在校语中说明与底本异同;④对疑难字词予以注释,以助读。

　　由于点校水平所限,疏漏之处,敬请专家指正。

点校者

2002 年 4 月

前　序 ①

　　尝谓吾人气机呼吸在喉,瞬息存亡之界亦在于喉,喉之系于人盖甚重矣,胡可令受病哉。顾病之由,起于不遵卫生者也。或因热毒蕴积胸膈,口腹多嗜煎炒,或膏粱厚味,饮酒过度,不辞劳苦,贪啖炙煿热毒之物,受郁结之气,感冒风雨 ②,湿热内积,痰火上蒸,辛苦越格,种种根源,皆病之所由。以侵于喉,其症有七十二种,种种不同,且如喉痹之害,有阴有阳,而阴阳之状,不可不察。红肿外见者,阳也,误服辛热之剂,谓之以阳攻阳,毒气愈胜,以其为出生入死之路,欲奏速效,此必不可得之数也。如舌生黄黑,饮食阻碍,吞吐不利,疼痛难忍,不见红肿,阴也,骤

----

　　① 前序:此序尊仁堂本、同治本、千顷本均无写序人落款,待考。

　　② 雨:千顷本作"寒"。

服寒凉克伐，反致生痰作燥，谓之以阴克阴，其痰愈甚，致之于膏肓，纵有明验，百无一生矣，此为医者施治之大略也。且人之关键，惟咽喉乃出入之门，其蒂丁为主，庸医误犯刀针，人之受死者多矣。尝闻每有吞吐不利等症，误认蒂丁以作病根，或以刀针屡伤其命，不知其症，不识其形，而以执刀为戏，若是之愚也！喉症殊形异类，治法多端，当察其表里虚实，起病日数。表者散之，里者利之，虚者益之，实者泻之，须观病人之壮弱，气血盛衰，天之四季，究其根由，对症用药，百医百中，于斯道也，思过半矣。惧后学者不得其门而入，爰详载症之所自起，绘成图说，具其治法，俾知神效，是以 ① 上列一图，下陈一论，前列诸方，后之人思得其旨，从而月以继月，日以继日，沉潜反覆，按图审症，拣方求治，何患命之夭殁，而医生不几于再

---

① 绘成图说，具其治法，俾知神效，是以：此十四字，同治本无，千顷本同底本，为是。

生哉？若夫不审虚实，擅用刀针，概用凉剂，不惟不效，而反害之，是自蠹其生理也。擅专门者，慎之慎之。

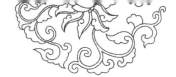

目　录

---

① 痹：原作"瘅"，据正文及抄本改。以下风热喉痹，气痈喉痹同此例。

---

① 单：原作"丹"，据抄本、正文改。

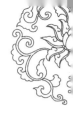

喉症全科紫珍集卷上

燕山窦氏原本

云阳朱氏翔宇嗣集

治喉十要歌

一针手足两少阳，鲜血逆①流命不伤，

若是些须黄白水，预知旦夕见危亡。

二从耳下颈腮中，谩把麻丝细刮红，

方用眉刀患处割，血鲜多者不为凶。

三针舌下两青筋，血出鲜红病体轻，

黑块成条终是死，胸中结热把痰清。

四般恶症曰悬痈，肿腭缠喉并锁风，

热积风痰胸膈结，三黄行下自疏通。

五内虚邪火上行，欲教分散必须针，

少商曲池颊车穴，男左女右辨分明。

六用追风散去痰，痰如清水不多援，

连吹本秘宽胸结，凉膈追风及早啖。

① 逆：同治本作"进"。

七从头尾可行针，切忌中间根上行，
鲜血多来休虑远，黑而少者不长生。
八刀割患要深知，麻药先从患处吹①，
撑口中间钩搭住，连施刀法莫狐疑。
九行烙铁要除根，炭火桐油一处焚，
只待烧红须细烙，连将秘药上安宁。
十全灸法灸风池，五壮②原来甚得宜，
再把颊车加几壮，少商灸后曲池随。

治喉秘法

夫咽喉之症，用药须知缓急，行针贵识头尾。如牙关紧急，通关散可吹。风毒痰壅，追风散当用。三黄、凉膈散，有消毒降火之功。二陈、荆防汤，有豁痰驱风之力。溃烂必资内托，收成全赖生肌。麻药用之于未针之前，秘药用之于既针之后。吹散如十叶、碧雪，与本、秘、均药同功；煎

---

① 吹：千顷本作"施"。

② 壮：原作"状"，梦蕉抄本作"脏"，据千顷本改。

方如双和、济阴，与膈胃凉汤并效。箍药
敷之红肿散，水药即阆苑散，服后郁痰行。
洗药可以去旧生新，熏药可以伐邪存正。
清咽丸为善后之妙法，紫琼膏有益气之神
功。本、秘吹之于痛时，刀针用之于肿起。
双蛾、单蛾，生在咽门而圆小，无脓则吹本
行针，有脓则挑破自愈，可服凉膈等汤。
喉疗花疗，形似靴钉[1] 而差长，先麻而钩
住刀割，即烙而吹秘止痛，预尝内托等剂。
双喉痈、单喉痈，平大而圆，耳下腮边肿
起，治同蛾子，药亦无殊，而痛凭内托。左
雀舌、右雀舌，形小而尖。嗪舌痈有痰，割
类喉疗，方亦不异，但雀舌用三黄。钿舌
莲花，靠牙边而起五峰，中不可针，针宜旁
穴。缠舌喉风，硬舌根而烂两边，药不可
暖，暖则难痊。死乳蛾核、活乳蛾核，日久
长大，作痛无时，用刀细割一层，擦烂药于
其中，休吞及吐，吹秘药一月方可见功，用
烙烙之，三黄可服。走马疳、牙疳、喉疳、

---

① 钉：同治本作"针"，千顷本同底本，为是。

口痄疮毒、牙龈紫肿，臭秽不堪，必吹本、秘、生肌，午后、年干漱口。脸肿、头摇、咽干、音哑、身热、唇穿、落齿无血，俱为不治，土茯苓末自有奇能。喉单似蛾，尖而长，宛若牛乳之状。气单似梅核而小，须行四十九针。回食单即甸气，生蒂丁之旁，红起当中，即名梅核，吞之不下，吐之不出，因气而生，梅核用针而甸气用刀刺，三黄十八俱皆用，二陈四七见收功。重舌一名钿舌，可刺金津、玉液。丁肿号曰悬丁，点秘服药清咽。死舌痛名木舌，坚硬不能展侧，哑舌痛在两边，能令舌短难说。刮苔吹用追风，痛头必须刀剔。初用三黄等剂，久将内托投之。白苔紫色犹堪治，黑刺生来魂魄离。红白能言易治，黑肿短突难医。兜腮痛生腮下，外用金箍散，内服十八方。脓生火针刺，肉烂秘生肌，脓从口出者易治，脓出腮者难痊。嗉舌有心而烂，珍珠满口流涎，俱用三黄、凉膈，间吹本、秘宜然。飞疡立时而起，喉痹顷刻

而生，治此必先探吐，本、秘刀刺何伤。锁
喉风牙关紧急，手足登开，先针四穴，以辨
死生，次浴手足，以开脾胃，或刀或针，血
去肿消为上策。缠喉风眼白面紫，项肿难
言，角弓反张，命在须臾而难保，探痰刺血
病根除。喉球相牵似线，可服益气疏风，
再用麝香调服，兼吹本、秘、追风。骨槽风
如口噤，治之先吐风痰，垂下五分灸七壮，
清阳散火疗之。舌下有泡，须用刺青筋，
胶随涎即出，或如鸡清，加味二陈汤、清热
如圣散，用之皆效。喉中有息肉，雍塞相
层叠，枸橘汤、雄黄末，饮搽最妙。出汗生
痛，肿黑生痛，左右阴疮，三般无异，金箍
散、十八方，敷服相当。气痛喉痹，酒毒喉
痹，二者同途，金锁匙、三黄汤，吹饮即愈。
大凡吹药先吹本，下了刀针用秘吹，余肿
不消用均末，刀口难完上生肌，喉中气秽
和中白，追取风痰金锁匙。水药时噙口，
冰梅频咽津，抑火三黄、凉膈散，消肿须知
十八方。内托千金散，化痰二陈汤。虚火

血分从四物，阳虚气虚四君当。恶寒当解表，便秘必疏通。斯是喉症要诀，学者必定精工。

临证二十法

凡咽喉无病，其色淡红而白，不高不肿。一有害起，其色必红。若肿者，或是痛，或是痹，或是蛾。认病不真，只须吹本药及十叶散，于红肿处下针刀，吹秘药、碧雪，无有不效。如不肿，直是红且痛，乃风热太甚，谓之白锁喉风，与喉痹，不须下针刀，只吹本、秘、十叶、碧雪，服后十八味神药。

——蒂丁，在人咽喉中，为之主宰。下刀动针不宜犯之，若犯刀针，实难医治。

——肿腭，乃是人之上腭肿至舌，风热过盛。治之早者犹或可生，治之迟者汤药难进。

——悬丁，即是蒂丁肿起，红而下垂悬喉中，刀针难施。

一人蕴积热毒，咽喉中有大小诸疮者，谓之珍珠毒，令人常作口干，常起稠痰，若是辛苦，亦或作痛，吞吐不利，当吹本、秘，或十叶、碧雪，以针密密挑破出血，服学士汤，乃解疫、清金、清咽、双和等剂，疮愈后，加服抑火丸，以杜后患①。

一用针之法，先用捺舌捺倒舌根，方以针靠捺舌轻轻一挑即出，切不可迟慢，恐患者低头吐痰血误事。若远远刺去，须防蒂丁②。

一烙铁用细丝银打成茶匙样，临用时，将艾包烙铁，外以棉花包住，蘸桐油于棉上，以灯火烧之，待捺舌捺定舌根，才令人刮去棉油，看真患处速烙一下，若手稍缓，烙冷无用。烙后即吹秘药及碧雪解热毒，痛则再吹。又有烙法，炭火烧红，却入干艾，将烙放艾上烧红，照前捺住，须看真用烙，一淬即出，不可久熨，恐犯蒂丁。

① 乃解疫、清金……以杜后患：此二十三字，千顷本脱。

② 须防蒂丁：同治本作"亦须手快"。

—夜深看病,取纸一条,蘸油点灯,于医者脑后照之,方见喉。又有喉小,或病在喉中,看不真切,忌用刀针,宜用追风、本、秘、十叶、碧雪等药吹之,待天明再看。

　　—天阴忌用刀针,恐看病不真,致伤好肉,必待天晴,借日光以助眼光。吹药不忌。

　　—少阴少阳四穴用针,果系病笃方用其穴,在手大拇指甲角尖,离一韭菜叶。

　　—颈项肿甚者,方可用水药滚下其痰,肿不甚者不必用,用之大耗血脉。

　　—牙关紧闭,不要即用圈卷撑口,先以通关散吹鼻中,见口略开,即用小薄杉木片轻轻敲进,用追风散吹之,去痰,口再略开些,方人铁圈,扁入,缓缓撑起,令人旁边扶住,将捺舌入圈内,看病用药。

　　—用刀割时,须令患人仰面,后令人扶头,方入捺舌,少少细割,方不伤好肉。

　　—凡痛蛾痹核瘴疔,俱要红润,方可医治。一见黑色必死。

—痈痛烂深者，不必用刀针，只吹本、秘、十叶、碧雪药数次。如烂肉多者，即头发作一小刷，先用黄柏、黄连、黄芩煎水去渣，用此小刷蘸水洗刷数次，吐之，吹秘及碧雪止痛，不然，药气不入。

—痈疮烂穿颈外者，用前熏药作捻子，以竹筒如疮大，一口盖疮头，一口以药熏之，使烟气入筒内透至疮上，以七条为度。内含甘草汤解毒，恐毒入里，又生他疮。熏后忌发物。

—气太促不肿者，但干疼难忍，名曰缠喉风，难治。

—头低无精神者，不治。

—鼻孔似烟煤者，不治。

—鼻孔出气入气少者，不治。

—颈下肿甚，以蜜调敷药敷之，再用水湿①艺。

---

① 湿：千顷本作"温"。

方本

通关散一 治一切喉症，口噤不开，痰涎壅塞，厥逆不知人事。

牙皂一两，瓦上焙干，存性　川芎五钱

为细末，吹入鼻中取嚏，喉中取痰。或症已成脓，怕下刀针者，候熟时用此药吹入鼻中，其脓自出。一方加麝香一分、北细辛三钱。

乌云散二 治喉症口噤，牙关紧闭。

用巴豆去壳，以纸包巴豆肉，外用笔管擀出油在纸上，即用纸作捻条点灯，吹灭，以烟熏入鼻中，一霎时口鼻流涎，牙噤即开。

元明醋三 治缠风锁闭诸症，痰涎壅塞。如喉间已经破烂者，忌用。

用元明粉，和好淡醋一杯，灌入喉中，以翎毛搅探，吐出稠涎即愈。

金锁匙四 治喉闭、缠喉风，痰涎壅塞，口噤不开，汤水难下。

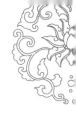

焰硝二两五钱　　硼砂五钱　　冰片二分半①
僵蚕一钱，炒　　雄黄二钱

为细末，吹患上，去痰涎即愈。如痰
出肿仍不消，用刀去血。

一方无雄黄，名玉锁匙。

桐油饯五　　治喉风喉闭。

其症先两日气急呼吸短促，忽然咽喉
肿痛，手足厥冷，气闭不通，顷刻不治。用
温汤半碗，加入桐油三四匙，搅匀，用鹅翎
蘸油，探入喉中，连探四五次，其痰涌出，
再探再吐，以人苏声高为度。后服清咽、
利膈之药。

白玉散六　　治缠风单闭痛痹诸症，牙
关紧闭，人事不知。

白矾一两　　巴豆仁二十一粒

先将矾入铫，慢火熔化，随入巴豆仁
于内，候干，去巴豆，用矾为末，每用少许
吹入喉中，顽痰顷刻立化。

二圣散七　　治缠喉风急喉痹，牙关紧

---

① 二分半：原脱，据千顷本补。

急,痰涎壅塞。

胆矾二钱五分　僵蚕五钱,炒去系

共为细末,吹喉内。

取痰方八

车前草连根叶捣汁,加醋,噙漱口。

一方用山豆根为末,吹喉内,或煎汤漱口。

一方用土牛夕根白内捣汁,和醋灌之。

一方用田间荔枝草,连根捣,煎汁漱口。

神品散九　治喉风、喉蛾等症。

牙皂　白矾　黄连

各等分,新瓦上炙干,为细末,吹喉内,有痰任流。

秘传夺命丹十　治急喉风,痰涎壅塞。

枯矾　直僵蚕炒去丝　硼砂　皂角末

各等分,为细末,每用少许吹入喉中,有痰吐出。

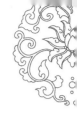

追风散十一　治咽喉一切诸症，牙关紧急，口噤不开，舌硬难转，用此吹之。

何首乌　淮牛膝　川乌　麝香　北细辛　良姜　草乌

各等分，为细末，吹患处。

本药方十二

川乌_焙　草乌_焙　何首乌_焙　乌头_焙　龙骨_煅　象牙_镑　青黛　硼砂　儿茶_{各一钱}　血竭　珍珠　乳香_炙　没药_炙　青鱼胆　冰片_{各五分}　银花_{生五分、炙五分}　麝香_{五厘}

上青鱼胆另制，每冬至前七日内取胆，不落水洗，至日埋向阳土中，深三尺，至立春日取出，风干，备用①。每取五分，和入诸药，为细末，瓷瓶密收。凡咽喉诸症，悉用此先吹，下刀后用秘药。

麻药方十三　治喉疔、蛾核，须用刀针刺割者。用此先吹患处，再下刀针，但吹后痰涎必须吐净，不可咽下，用刀针后恶

---

① 上青鱼胆……备用：此三十九字，千顷本脱。

血必须漱净，再吹本秘诸药。

川乌　草乌　淮乌即何首乌　烧盐各五钱　半夏　全蝎　白芷各三钱　南星　细辛各一钱五分　川椒二十一粒

各取末，和匀，备用。

秘药方十四　治咽喉七十二症，俱用此吹之，神效。

黄连焙　黄柏焙　黄芩焙　栀子焙
黄芪　薄荷　防风　荆芥　元参　连翘
细辛　白芷　川芎　羌活　独活　三奈
槟榔　厚朴　苦参　甘草　木通　制半夏
川乌　草乌　苍术　麻黄　赤芍　升麻
大黄　僵蚕　牛膝　桔梗　射干　干葛
皂刺　车前　桑皮　五加皮　粘子　地骨皮
麦冬　山豆根　杏仁　生地　当归尾
天花粉　天南星　银花　川槿皮　参三七

各一两，拣上好洁净，咀片，有泥垢者洗净，用好新缸一只，将药入内，加清水浸之，日晒夜露，四十九日取起，滤去渣，用铜锅煎之，将药水逐渐加入，用文武火熬

不住手,用槐柳枝搅之,煎稠如糊,再加入后开各药:

雄黄五钱　青礞石童便煅七次　乳香炙去油　没药炙　熊胆①焙　龙骨煅　元明粉血竭　石燕醋煅七次　海螵蛸纸包煨　炉甘石童便煅七次　青黛各五分　枯矾　儿茶各一钱　轻粉　黄丹水飞,各三分　桑枝灰三钱　硼砂七分

上为细末,入煎膏内和匀,做成小饼,如指头大,晒露七晓夜,放地上,以瓦盆盖之,一日翻一次,七日取起,置透风处阴干,收藏瓦罐内,三个月方可用之,用时为极细末,每二分,加后七味:

片脑　珍珠　珊瑚各四分　麝香　牛黄各二分　轻粉一厘　硼砂二分

共为末,和匀,密收小罐,以乌金纸塞罐口,每以铜吹筒取药少许吹患上,咽喉诸症,皆获神效。

元霜散十五　治一切喉风痹闭并口舌诸症。

---

① 熊胆:千顷本无。

薄荷　僵蚕　青黛　朴硝　白矾　火硝　黄连　硼砂各五钱

共为细末，腊月初一日取雄猪胆七八个，倒出胆汁，用小钟将胆汁小半和上药末，拌匀，复灌入胆壳内，以线扎头，外用青①缸纸包裹，于不露天地上掘一窖，阔深一尺，上用竹杆悬空，横吊药胆，上用板铺，以土密盖，候立春日取出，挂在风口阴干，去胆皮并纸，为末，每一两加冰片三分，吹喉神效。

蓬莱雪十六　治咽喉七十二症俱效，有力之家合此药济人，阴功甚大。

黄芩生　黄连生　栀子炒黑，各研细末　雄黄　硼砂　牛胆硝各三钱　鸡内金　人中白　枯矾各一钱　制青梅煅存性　青黛各五分

共为细末，入后七味：

牛黄　麝香各三分　铜青　熊胆　珍珠　冰片各五分　儿茶八分

共研匀收之，每遇喉症，以少许吹于

---

① 青：千顷本作"圊"。

患处，一日夜十余次，徐徐流出痰涎，渐愈。如有腐烂臭秽，用猪牙皂、扁柏枝同捣，和水去渣，灌漱令净，吹药神效。

制青梅法：大青梅一斤，去核，入白矾、食盐各五钱，拌匀，再以蜒蚰虫不拘多少，层层间之，一日夜，取梅，晒干，以汁尽为度，煅存性用。

制胆硝法：冬月取黑牛胆一个，入朴硝在内，挂风地阴干，一百二十日，取用之。

青霜散十七　治咽喉胀急，舌下肿痛，并一切口齿诸症。

胆矾　白矾　朴硝　山豆根　鸡内金炙　辰砂各一钱　片脑三分

共为细末，吹之神效。

冰片散十八　治咽喉口舌诸症。

硼砂五钱　雄黄　黄柏蜜炙　靛花　黄连末　元明粉各二钱　枯矾　鸡内金煅存性　土茯苓各一钱　鹿角霜一两　人中白煅，三钱　铜青五分，炼存性　冰片二分，另人　乌金

纸三张，灰

上为细末，吹喉神效。

冰硼散十九　治咽喉口齿新久肿痛，及久嗽痰火，咽哑作痛。

元明粉五钱　硼砂五钱　朱砂六分　片脑五分

共为细末，每遇痰症，吹四五次，取效如神。

麝香散二十　治喉瘤球疬痈痹诸症。

真麝二钱　冰片三分　黄连末一钱

一日夜吹五六次。

柳花散二一　治虚火舌破。

黄柏末五分　青黛二钱　肉桂一钱　冰片二分

为细末，吹舌上。

均药二二　治咽喉诸症，下刀针后，不消不溃坚硬者，用此吹之。

栀子炒，七钱　薄荷叶　连翘　赤小豆各一两　升麻五钱　鸡内金炙黄，一钱五分

共为细末，吹患处。

生肌散二三

赤石脂　海螵蛸　龙骨各一两　乳香炙　没药炙　枯矾文蛤炙,各五分　白芷　轻粉　血竭　朱砂　象皮炙各一钱

为细末,临用时加麝香、冰片少许,吹之。如破烂,难于完密者,更加珍珠一钱、紫金藤二钱。如无象皮,用真象牙屑二钱代之。

紫云散二四　治口鼻喉疳。

水银　铅熔入水银内和匀　朱砂各一钱　麝香二分　雄黄五分　百草霜二钱

上为末,每纸捻一条,用药五分,加艾卷作七条,每用一条,食后烧烟熏口鼻,以七条为度。肉不生满,加至九条。

阆苑霜二五　治咽喉诸症,痰涎壅盛,已行探吐后,用此服之。亦治梅核气,化痰,此即水药。

青礞石硝煅①　炼石膏煅　硼砂　万年干

---

① 硝煅:即用火硝煅制青礞石。

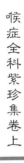

各等分,共为细末,每用一匙,铁锁磨水灌下,存渣,再磨再灌,其痰即化。

瑶池露二六　治咽喉腐烂,臭秽难闻,用此噙漱去毒。

藿香　三奈　苦参　荆芥　甘草
防风　白芷　细辛　黄柏　银花　地骨皮
各等分,煎汤,温噙漱口。

水底冰二七　治症同前。

象粪　万年干多年粪坑内马①碱　追风散末方见十一

各等分为末,用滚水泡药,滤去渣,将冷,噙口,频换。

碧云散二八　治一切积热,口舌生疮,心烦喉闭,燥渴肿痛。

芒硝　马牙硝　朴硝各一斤　青黛
石膏　寒水石　滑石水飞,各六两

为细末,甘草一斤,煎水,将诸药和匀,再入火煎,用柳棍搅之,结成块,研为末,用少许噙化。如喉闭,用少许吹入,

---

① 马:据跋后附方,应作"白"字。

神效。

赴筵散二九　治三焦实热，口舌生疮，糜烂，痛不可忍。

黄连　黄柏　黄芩　栀子　细辛　干姜

各等分，为细末，用米泔水漱口，吹药，数次可愈。

绿袍散三十　治口疮舌疮。

黄柏一两　青黛三钱　陀僧一钱

为末，搽于患处。

青云散三一　治舌硬肿痛，未破者用之。已破出血者，用蒲黄灰吹。

百草霜　食盐

各等分，为末，水调敷舌上。

一方用真蒲黄炙灰为末掺舌上。

立效散三二　治唇紧喉痛。

诃子肉　文蛤　枯矾

各等分，为末，搽贴唇上。

人中白散三三　治大小人口疮，走马牙疳，烂秽甚者。

人中白煅　儿茶各三两　黄柏　薄荷　青

黛各六钱　冰片五分

取细末，先用温汤漱净，吹药于上，日六七次，毒涎流尽自愈。

勒缰散三四　治一切走马牙疳，烂秽不堪，神效。

人中白煅，一钱　铜青　枯矾　雄黄各三分　青黛五分　胡黄连二分

为细末，加麝香五厘、冰片二分，研匀搽之。

碧雪丹三五　治一切风蛾癣，时行诸症，俱可用吹，已经溃烂者，珍珠倍之，加琥珀四分，真紫金藤八分，俱要研极细。

白萝卜苗四两，无苗时用鲜萝卜一斤代之　荸荠苗五两，无苗时用鲜荸荠一斤代之　鲜土牛膝根五两，干者用七两，又名天名精　鲜银花叶四两，干者用六两

以上四味，用囊盛之，入长流水浸一宿，取起，带水磨，搅匀，澄清取粉，每粉一两为一料，配入后药：

远志去心，八分，甘草水泡　丹皮　人中黄

人中白各一钱　桔梗三钱　僵蚕甘草水泡,去水

上浮油　硼砂　真川贝　马勃各五分　珍珠

四分　西牛黄五厘　冰片三厘

以上远志、丹皮、桔梗、僵蚕四味,用文火焙,余各生研极细末,无声为度,并前粉和匀,用吹。为丸含舌下亦可。为丸用土牛膝,鲜者一两,和人乳汁半酒盅,捣汁,加当门麝三厘,和药跌丸,如绿豆大。

十叶散三六　治一切风痹喉症,猝发肿痛,用芦管吹之,并可内服,用甘草六分、桔梗一钱,煎汤调下,每服七分。

芙蓉叶　菊花叶　柳叶　槐叶　芭蕉叶　冬桑叶　土牛　膝叶　金银花叶　苏叶　荷叶

各应时采鲜者,风干等分为末,候十叶备全,等分和匀,瓷瓶收贮。猝遇喉症,外用芦管吹之,内用甘草桔梗汤或开水调下,每服七分,如遇无名火毒,焮肿红赤,兼可敷消,取井华水调敷患处。

胆贝散三七　治一切风热喉症。

真川贝　生石膏各三钱　天花粉七分
芒硝八分

研粗末,用猪胆汁拌透,风干,研细
末,吹之。

孙真人活命神丹三八　专治喉风、喉
痹、双单喉蛾等症,屡试屡验,幸勿泛视,
真仙方也。阴虚喉痛者不可用。

真正当门子麝香一钱　月石净末,三分　真
正大泥冰片头一钱　山豆根净末,五分　真道
地蟾酥不见火晒研净末,一钱　老生姜取汁澄粉,三
分　新江子仁去净油,一钱　大干地龙去泥,
二条

上药照方拣选道地,逐一研极细末,
称准,择天德月德上好吉期,斋诚虔制,合
均,瓷瓶收藏,蜡口封固。临用时小红枣
一枚,去蒂去核,入药黄豆大,但取核,只
开近蒂半截,免走药性,将枣开蒂孔一头,
塞入鼻中,令病人闭口目,避风,少顷即能
得涎嚏,或出脓,以银花甘草汤漱之,喉中
便觉通快,俟鼻内热时,即将药枣拿去,病

甚者再换药枣一枚，无不立效。凡左蛾塞左，右蛾塞右，双蛾，左右先后塞之。惟喉风喉痹男左女右塞之，虚人孕妇忌用。

噙化丸三九　治诸般喉症效验神方①。

真西牛黄二钱　新江子仁去净油，四十九粒　真法制半夏雪水浸七日，八分　透明雄黄五钱　陈胆星五钱　硼砂二钱　真川玉金六钱　真川连六钱

上药用好醋糊丸，小梧子大，每服一丸，甘草汤送下。能含口内噙化更妙。虚人孕妇忌用。

烂药方四十　用文蛤一个，挖一孔，去内屑，填硇砂、巴霜于内，将面封固，放锅中，微火炒枯黑，取出，放地上出火毒，再用元米炒枯黑，等分为末，用时挑少许入疮口上，吹秘药盖之。如文蛤炒破，必另换再炒。

五宝丹四一　治结毒，筋骨疼痛，腐烂口鼻，诸药不效，及咽喉烂损，汤水难下，

---

① 诸般喉症效验神方：千顷本作"治梅核气"。

并效。

滴乳石四钱　琥珀　朱砂　珍珠各二
钱　冰片一钱

各研细，对准，和匀，每药二钱，加飞
面八钱，和匀，每用土茯苓一斤，水八碗，
煎至五碗，去渣，作五次，每次加五宝丹一
分，和匀服，十服自愈。看病上下如臭烂，
每日土茯苓内加辛夷三钱，咽喉腐烂，加
桔梗三钱。忌食海腥、牛、羊、火、酒、煎、
炒等物并房事。

乌龙散四二　治咽喉肿痛，痰涎壅盛，
喉风、喉痈、乳蛾等症并效。

猎牙皂角七条去皮弦，为粗末，水一
钟，煎至五分，入人乳三匙，冷服，即时吐
泻，神效。

惟缠喉牙关紧闭者，不可骤服，恐痰
出口不开，壅塞出路故也。又久病虚火咽
疼者忌用，除此皆效。

金箍散四三　敷一切腮颔焮肿，并一
切无名肿毒。

川大黄一两，用草包好，入粪缸内浸三日取出，晒干，入药　文蛤炒，三钱　蜂房蜜炙，三钱　芙蓉叶阴干，一两　白及　羌活　黄柏各五钱

上为末，蜜水调敷肿处周围，中留一孔出毒气，频润之。

八宝膏四四　生肌长肉。

黄丹　血余滚水泡洗　官粉各一两　铜青三钱　白蜡一两，黄蜡亦可　未后即黑山羊粪，以新瓦晒露七昼夜，不可经雨，为末一两，或用午后，即白马粪

上六味，用桐油、麻油、菜油各四两，先将丹、粉、血余煎化，再下蜡末、铜青、未后，用柳枝搅匀，滴水成珠，取起，出火气，备用。

白膏药四五　生肌收口。

乳香炙　没药炙　儿茶　血竭　轻粉　定粉　白蜡各五钱

上为末，先用猪油熬，去渣，取净油四两，和药末捣千余下，再入人乳，再捣和，摊贴。

清凉救苦散四六　敷头面肿痛。

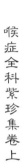

芙蓉叶　桑叶　白及　白敛　车前
大黄　黄连　黄柏　白芷　雄黄　赤小豆
芒硝

　　上各等分，为细末，蜜水调，敷肿处。
或加真菊叶，捣和调，更妙。干则频润之。

又方　用侧柏自然汁调蚯蚓粪敷之。

逐痰丸四七　治梅核甸气，先用逐痰。

陈皮去白　制半夏　南星　香附各一两

　　白矾一两，热水消化，煮前四味，后用
牙皂一两，煎水，打米糊为丸，每服一钱五
分，空心淡姜汤下，次服药磨汤。

药磨汤四八　治梅核甸气，解热毒，化
痰涎。

厚朴　茯苓　制半夏　苏叶各四两

　　姜七片、枣二枚，水一钟，煎六七分，
将热药水倾少许于粗碗内，磨没药，射干
一块、槟榔一个、沉香一块、枳壳半个，以
上四味依次入药碗，用力顺磨五十下，仍
入前药和匀，食远服之，重者六七剂。愈
后服舌舔散。

舌舔散四九　治梅核甸气，愈后用此散余毒。

元明粉要真一钱二分　贝母一钱,用晚米一撮拌湿同炒

为末，用舌舔吃。

咽津丹五十　治梅核气，乃痰气结于咽中，咽之不下，吐之不出，如茅草长刺喉中作痒，初则吐酸妨碍，久则闭塞。

胆矾　硼砂　明矾　牙皂　雄黄

各等分，为末，用红枣煮烂为丸，如芡实大，空心噙化一丸，温黄酒一杯过口，内服苏子降气汤。方见后百十一。

冰梅丸五一　治风热火毒，凝结喉间，以致痰涎壅塞，吞吐不利。

大南星鲜者二十个,切片　大半夏鲜者五十个切片　牙皂去皮弦　朴硝　白矾　防风盐各四两　桔梗二两　硼砂一两五钱　山豆根三两

拣七分熟梅子一百个，先将盐、硝入

水,浸梅子,上漫三^①指为度,过一日,将各药为末,入水拌匀,同梅子再浸七日,取出晒干,再浸再晒,以药水尽为度,方将梅子入罐收之,梅子起白霜更妙,用时以薄绵裹一枚噙口中,令含出津液,徐徐咽下,痰即化,病即愈。一丸可治三人,不可轻弃。

楝蓑果^②五二 治阳明胃经实火上攻,血从齿缝而出。

用楝树果二枚,连肉捣烂,丝绵包裹,先用温汤洗净余血,后以此塞牙缝中,血自止。

点喉神效法五三 凡喉间肿痛,或溃烂出血,大发寒热等症,用井华水四碗,入剔牙松叶一握,煎至三碗,用人中白三钱,研细,每碗入一钱,调匀,能饮者饮之,不能饮者,取匙渐滴患处,立愈。不论喉间何毒,已未成者,点之即效,仙方也。

---

① 三:千顷本作"一"。
② 果:千顷本作"丹"。

急喉风方五四　端午日取土牛膝，阴干，用杉木火烧存性，为末，每一两加蜂房灰三分，银珠一分，白僵蚕一两，牙皂末三分，和为末，吹之，吹时令人紧托^①其头，吹上此药，眼即上视如危急状，切勿惊恐，少刻，吐去脓血并痰涎数升，即能言语，其毒皮皱起，用刀或镊轻轻刮去，再吹一次，吐清水净，即能饮食。

治喉癣方五五　喉症惟此最迟，久则失音，不可救。

西牛黄　冰片各一分　山羊血二分　川连　灯草灰各五分　血珀　橄榄核灰各三分　硼砂一钱

共为细末，每一茶匙药，用一茶匙蜜调之，放舌尖上，徐徐咽下，一日五次，两月可愈。或加蜒蚰、梅核烧灰二分，于此方内，更妙。

稀涎散五六　治喉症多痰，壅肿。

牙皂四两，去皮弦　白矾一两

① 托：原作"扎"，于文义不通，据千顷本改。

为末，每服七分，白汤调，徐徐细咽。

附漱口方：用青松毛，剪去黑蒂，捣浓，入清水擂和，去渣，以汁漱喉内，吐去又换，漱三五次渐解。

雄黄解毒丸五七　治锁闭风，痈痹疔肿，牙关紧急，不醒人事，上焦壅塞，一切热毒。

雄黄一两　郁金五钱　巴豆十四粒，去壳去油

各取净末，醋糊丸，绿豆大，每服七丸，甘草、桔梗汤① 送下，吐出顽痰，立苏，神效。如未吐再服。若牙关紧急不开，以物干开灌之，如人死，心头尚热，研末灌服，起死回生。

三黄汤五八　治咽喉一切诸症，初起黄红，甚至紫黑，壅肿疼痛，恶寒发热，用此抑火。

黄连四分　甘草五分　川芎七分　黄柏　黄芩　栀子　赤芍　薄荷各一钱

————————

① 桔梗汤：千顷本作"热茶汤"。

水煎，食后温服。加后七味：

青皮八分　陈皮　花粉　射干各一钱　银
花　当归各一钱五分　元参二钱

名三黄凉膈散。引加灯心二十寸、竹
叶十片，口干便闭，加大黄三钱，虚人虚
火，不加大黄。

顺气利咽汤五九　治痰壅气促，喉风
肿胀，呛食难进，初宜服之。

川芎　枳壳　乌药　白芷　陈皮各七
分　桔梗　栀子　花粉各一钱　防风　黄
芩各八分　粘子　元参各一钱二分　甘草五分

引加连须葱一小枝、灯心二十寸，水
二钟，煎七分，食后服。如邪入心络，肺间
刺痛者，用当归连翘散，方见后百二四，加
大黄利之。久不治，变为飞丝瘰，不治。
如呛食不止者，不可治。

清阳散火汤六十　治牙根尽处结肿，
连两耳项作痛。

升麻　甘草各五分　白芷　粘子　连
翘去心　防风各一钱　黄芩　荆芥　柴胡各

八分　当归　石膏　白蒺藜各一钱五分

引加灯心二十寸,白水煎,食后服。

清脾降火汤六一　治脾阴火灼,外感风热,咽喉刺痛等症。

丹皮　黄芩　白芍　防风　白术　猪苓各一钱　青皮　薄荷　泽泻各七分　当归一钱二分　生地三钱　黄连五分　桔梗　赤茯苓　麦冬去心　元参各一钱五分　栀子八分

引加须葱白二寸、灯心十寸,水煎服。

黄连泻心汤六二　治心火妄动,结成重舌、木舌、莲花钿舌①,肿痛坚硬,语言不利,并宜服之。

黄连　山栀　荆芥　黄芩　连翘去心　木通　薄荷　粘子各一钱　甘草五分

水二钟,灯心二十根,食后服。

止血四生汤六三　治牙缝出血不止,并一切血证。

生荷叶　生艾　生柏叶　生地各三钱

---

①莲花钿舌:指舌下生有莲花状物。钿,金花也。引申为饰物。

水煎,入童便一盏,食后温服。

生地连翘散六四 治心脾火热,痰塞气闭,风痹壅肿诸症。

当归 生地 元参各一钱五分 连翘去心,二钱 前胡 枳壳 黄芩各八分 甘草 桔梗 粘子 花粉 白芍各一钱

灯心二十寸,水煎服。

涂方凉膈散六五 治咽喉肿痛,汤水难下,痰涎壅塞。

当归 川芎 赤芍 防风 荆芥 元参 栀子炒 黄连 石膏 花粉 连翘 桔梗 薄荷

各等分,白水煎服。风盛,加银花、粘子;痰盛,加贝母、蒌仁。

连翘散六六 治膈上积饮停痰,温热,致咽喉肿痛,胸膈不利,咳吐痰涎,口舌干燥,无表里相兼者。

连翘去心 葛根 黄芩 赤芍 山栀炒 桔梗 麦冬 粘子 甘草 木通

各等分,水二钟,淡竹叶十片,煎八

分服。

清凉散六七　治一切咽喉肿痛，吐吞不利。

山栀炒　防风　枳壳各七分　连翘去心，八分　黄芩　当归　薄荷　桔梗焙,各一钱　生地一钱五分　甘草六分　白芷五分

引加灯心二十寸、细茶一撮、山豆根五分，水磨汁，冲服。喉干咽燥，加麦冬一钱五分、花粉一钱，去白芷。发热，加柴胡七分。肿甚，痛不减，或至生疮，加粘子、元参一钱五分，去白芷。痰火盛，加射干八分、栝楼一钱、竹沥五分，去白芷。热极，大便结，加大黄三钱，去桔梗。肾虚火泛，咽痛生疮，声音不清，倍生地，加黄柏、知母各一钱，去白芷。

荆防败毒散六八　治时行感冒，头痛，咽疼喉痛，发热恶寒，浑身拘急，腰背疼痛，头目眩晕，天行时疫，虾蟆疫症，时毒喉风，一切表证，俱宜服之。

荆芥　羌活　防风　桔梗　前胡各一

钱　川芎　柴胡　枳壳各八分　西党参二钱　茯苓一钱二分　甘草五分

引加连须葱一枝、薄荷叶十片,煎,食前服,取汗。

疏风甘桔汤六九　治咽喉风肿,痰气壅闭诸症①。

归尾　茯苓　连翘去心　花粉　甘葛各一钱　枳壳六分　桔梗　党参　元参各一钱二分　黄芩　防风各八分　山栀炒　荆芥陈皮各七分　黄连二分　砂仁去壳研,四分　甘草川芎各五分

白水煎服。

山豆根汤七十　治咽喉癣毒,阴虚火盛,五心烦郁诸症。

陈皮去白,八分　射干　桔梗　连翘各一钱　山豆根　元参各一钱五分　薄荷　甘草各五分　麦冬去心,一钱二分

引加灯心二十寸,煎七分,慢慢咽下。

---

① 治咽喉风肿,痰气壅闭诸症:千顷本作"治风痰久结于内,哑不能言,吐舌、手拿、弄舌等症"。

小柴胡汤 [1] 七一　治少阳证，头角两耳前后结肿，耳鸣、筋痛、寒热、呕吐，口苦咽干，烦躁。

柴胡八分　甘草五分　元参一钱五分　黄芩　制半夏　桔梗各一钱

白水煎服。

知母石膏汤 七二　治虾蟆疫毒，少阳受病，耳鸣、筋痛、口苦咽干等症。

知母　熟石膏　连翘去心，各一钱五分　黄柏　花粉各一钱　陈皮八分　薄荷七分

白水煎，与小柴胡汤间服。

藿香正气汤 七三　治时行感冒，腹胀呕吐，喉间刺痛，渐至红肿，痰涎喘嗽诸症。

藿香　甘草各五分　紫苏　陈皮　厚朴各八分　大腹皮茯苓　制半夏各一钱　桔梗一钱二分　白芷三分

白水煎服。

---

① 小柴胡汤：千顷本此方无黄芩，有升麻。

益气疏风汤七四　治心胃郁热，风火逆于咽间，致生疮瘤等症。

升麻　青皮各五分　甘草六分　川芎七分　桂枝三分　紫苏　防风各八分　生地三钱　当归　白芍　花粉　茯苓　前胡　甘葛　连翘去心，各一钱　麦冬去心，一钱二分

加芦根汁半小杯冲服。

窦氏甘桔汤七五　治一切咽喉火郁诸症。

甘草　花粉　粘子　连翘去心，各一钱　桔梗二钱　生地一钱五分　栀子炒，八分　黄连四分

白水煎服。

防风通圣散七六　治时毒，恶寒发热，烦躁口干，表里脉证俱实者。

防风　白芍　薄荷　川芎　桔梗　山栀　黄芩　白术　当归　连翘　荆芥　麻黄　滑石　石膏各一钱　甘草五分　芒硝一钱五分　大黄酒炒，三钱

加牛子一钱、元参一钱五分，煎成，空

心温服。

二圣救苦丸七七　治伤寒、瘟疫，不问传经过经，俱可服，并治大头肿毒，目赤咽肿。

牙皂二两　锦纹大黄四两酒拌，蒸，晒干

各取末，用山豆根三两，煎汁，和炼蜜丸，每服三钱，土牛膝一钱五分，煎汤下，小儿减半，老人、虚人禁用。如患症必宜用此者，参、芪、当归各二钱，汤下。

内府仙方七八　治肿项，虾蟆疫。

僵蚕二两　姜黄二钱五分　蝉蜕一两　大黄三两

取细末，姜汁打糊为丸，重一钱，大人服一丸，小儿服半丸，蜜水调服。

一方治虾蟆疫，兼治喉痹，用僵蚕一两、大黄二两，为末，姜汁糊为丸，弹子大，每服一丸，用井华水和蜜一小匙化下。

一方治大头病，面肿项肿，用真靛花三钱，火酒一钟，鸡蛋清一个，和匀服下，不时肿消即愈。

清咽利膈汤 ① 七九　治积热，咽喉肿痛，痰涎壅盛，及乳蛾、喉痹、喉痛、木舌、重舌，胸膈不利，大便闭结，烦躁等症。

连翘去心　生栀仁　黄芩　薄荷　防风　荆芥　朴硝各一钱　桔梗　银花各一钱五分　元参二钱　大黄三钱　甘草八分　黄连五分

水二钟，煎一钟，食远服一二次。如轻症，内无实火，大便不结，方内朴硝、大黄并去之。

金花丸 八十　治三焦积热，咽喉肿闭，心胸烦闷，小便赤涩，大便闭结。

黄连　黄柏　黄芩　大黄

各等分，自利去大黄，加栀子，取末，滴水丸如小豆大，每服二三十丸，白汤温饮下。

瀛州学士汤 八一　治风痹痛毒，红肿不消，疼痛难忍等症，及疔肿阴疮，未成脓者，痦疮并治。

---

① 清咽利膈汤：此方千顷本组成有粘子。

乳香　没药　防风各八分　川芎　白
芷　薄荷各七分　栀子　陈皮　赤芍　花
粉　皂刺　当归　穿山甲各一钱　贝母　银
花各一钱五分　甘草　木通各五分　黄连四分

引加灯心二十寸、竹叶十片，水二钟，
煎七分服。木通、穿山甲，初服一二剂用
之，后剂减去。如火郁肺胃，清阳不升，加
柴胡、升麻各四分。

凡诸疮痛肿、梅核、死蛾等症，照方，
初剂必加大黄，如老人加三钱，壮盛者加
四五钱，空心服之，利六七次，有痰则痰从
下出，有热则热去，有毒则毒消，任其自
止，后剂去木通、山甲，加桔梗、粘子。

十八味神药八二　治风痹丹毒，乳蛾，
疔核，一切火热肿痛诸症。

荆芥　防风　银花　花粉　陈皮　甘草
麦冬　栀子　连翘　赤芍　知母　贝母
黄柏　元参　粘子　桔梗　当归　川芎
各等分，水煎服。

仙露还魂饮八三　治一切疮毒解后，

余气未尽，内热未清，脾胃不调诸症。

陈皮七分　防风八分　川芎　甘草各五分　黄连四分　党参　黄芪各五钱　银花一钱三分　赤芍　黄芩　苍术　瓜蒌　黄柏　当归　茯苓　白术各一钱

水二钟，煎八分，食后服。

粘子解毒汤八四　治酒食热毒郁于喉间，嚏塞肿闭诸症。

粘子　花粉　白术　栀子炒　甘葛各一钱　甘草　升麻各五分　生地二钱　连翘去心　黄芩　青皮　防风各八分　黄连四分　桔梗钱二分　元参钱五分

白水煎，食后服。

黄连解毒汤八五　治心肺火郁上升，以致重腭、木舌诸症。

黄连　粘子　当归　白芍　丹皮　前胡　柴胡　甘葛各一钱　生地三钱　桔梗　银花　元参各钱五分　连翘去心　青皮各三分　枳壳七分　甘草六分

引加灯心二十寸，水煎服。

一方用赤豆一升，杵碎，水三碗，和捣取汁，每服一盏，不拘时服。

蠲毒流气饮八六　治伤寒喉闭，邪毒郁热诸症。

党参　元参各钱二分　防风　当归　花粉　桔梗　粘子各一钱　陈皮　连翘去心　香附　柴胡　栀子各八分　白芷　川芎　枳壳各七分　甘草五分

白水煎，灯心二十寸为引。

五利大黄汤八七　治时毒焮肿，赤痛，烦渴，便秘者，服之。

大黄煨　黄芩　升麻各二钱　芒硝　栀子各钱二分

水二钟，煎八分，空心服，未利，渣再煎服。

连翘消毒饮①八八　治时毒，表里二证俱愈，余肿不消，疼痛不退者。

连翘　枳壳炒，各八分　川芎七分　当归

①连翘消毒饮：此方组成千顷本无川芎，有升麻五分。

赤芍　花粉各钱五分　粘子　薄荷　黄芩
桔梗各一钱　甘草六分

水煎，食后服。便燥加酒炒大黄二
钱、甘菊八分、银花一钱五分。

普济消毒饮八九　治时毒虾蟆疫，及
疔肿等症。初觉憎寒发热，肢体沉重，次
传头痛肢软，并咽喉不利，舌干口燥，烦渴
不宁。

黄芩二钱　党参　元参　柴胡　桔梗
炒，各钱五分　黄连　陈皮　连翘去心　粘子
各一钱　甘草八分　马勃　板蓝根　升麻
僵蚕各五分

水二钟，煎八分，食后服。如大便闭，
加大黄，酒煨，再服，以利为度。

云①**林普济消毒丸**九十　治大头瘟，憎
寒壮热，面肿，目不开，烦喘，咽喉不利，舌
干口燥等症。

黄连　黄芩酒炒　元参　大黄　党参

① 云：原作"雪"，据目录改。即明代医家龚
云林。

大蓝根_{如无，靛花代之}　银花_{各一两}　陈皮　生甘草　川芎　粘子　僵蚕　甘葛　薄荷　当归　连翘_{各五钱}　升麻　柴胡_{各四钱}

　　为细末，炼蜜为末，每重二钱，每服一丸，细嚼，白汤送下。如发时，不及制丸，用末药一钱二分，照引服，未愈，再进一服，以汗为度，不可透风，透风复肿，仍服是丸。但肿处必脱去皮一层乃愈。忌酸、冷、鱼、鸡、羊、肉、房事。一方治大头病，面肿项肿，用福建靛花三钱，火酒一钟，鸡子清一个，和匀服下，不逾时肿消而愈①。

　　牛蒡芩连汤_{九一}　治积热在上，头项肿起，或面肿，或从耳根下起，名大头瘟疫等症，并治咽胀。

　　黄芩_{二钱五分，酒炒}　桔梗　石膏　元参　银花_{各钱五分}　黄连_{酒炒}　连翘_{去心}　粘子　羌活　防风_{各一钱}　荆芥　甘草_{各八分}　大黄_{二钱}

---

　　① 一方治大头病……肿消而愈：千顷本无，疑为"二圣救苦丸"的衍文。

姜一片，水煎，食后温服，徐徐细咽，每一盏做三二次服之，常令药气浮于上焦，热毒自散。

清胃散_{九二} 治胃经有热，牙龈作肿，臭烂出血不止。

黄芩　生地　丹皮　升麻　石膏　黄连各一钱

水二钟，煎八分，食远服。

犀角地黄丸_{九三} 治阳明积热，牙龈腐烂，出血不止，牙宣出血，衄血呕血等症。

犀角镑　生地　白芍　丹皮

各等，不拘时服。面色萎黄，大便黑者，更宜服。

芦荟消疳饮_{九四} 治小儿走马牙疳，身倦① 气粗，牙龈腐烂，气秽作臭，以及穿腮破唇，宜服之。

芦荟　银柴胡　粘子　黄连　元参桔梗　山栀　石膏　薄荷　羚羊角各五

① 倦：原作"体"，据文义及千顷本改。

分　甘草　升麻各二分

　　淡竹叶为引煎服。

五福化毒丹九五　治小儿蕴积热毒，唇肿破生疮，牙根出血，口臭，面红，咽干，烦躁，痘症余毒未尽，或头面身体多生疮疖。

　　犀角镑　桔梗　生地酒洗　赤苓去皮　粘子炒,各五钱　朴硝　连翘去心　黑元参　甘草各六钱　青黛二钱

　　上为细末，炼蜜为丸，如龙眼大，每服一丸，薄荷汤化下。有惊，加朱砂为衣。

犀角化毒丹九六　　治小儿胎热积热，唇焦颊赤，咽干，咬牙，梦语，便血，溺血，衄血，小便不利，大便不通．胃热上攻，口舌生疮，走马牙疳，咽喉肿痛，口臭流涎，头面遍体疮疥，痛疽，赤游丹毒，眼目赤肿，眵泪云翳，痘症后余毒不尽，痛肿诸疮。

　　防风　连翘去心　桔梗炒　荆芥穗　当归酒洗,各一两　川芎　赤芍　山栀去壳　黄

芩炒,各七钱　元参　薄荷去梗　生甘草　山豆根各一两　犀角镑　羚羊角各五钱

上为极细末,炼蜜为丸,如芡实大,每服一丸,灯心七寸,竹叶三片,煎汤,化下,食后服。

回春散九七　治一切口鼻喉疳。

白丑生一两,炒二两　白鲜皮生二两,炒二两　土茯苓焙,四两　五加皮　连翘去心　银花　薄荷　山豆根各二两　花粉　山栀　皂角子炒　桔梗　甘草各一两　元参二两

各取末,和匀,每服四钱,用灯心一分,煎汤服。

祛毒散九八　治同前,亦治左右阴疮。

白丑　黑丑各生一半,炒一半　五加皮　白鲜皮　银花　花粉　甘草节

各等分,为细末,用土茯苓四两、猪肉四两,共入罐,用火煨烂,取汁,调前末服之,三五日见效。少壮者多服,老弱者一二服则止,服内补汤四五剂,症势未减,再服祛毒散一二剂。

内补汤九九　治喉口痄疮，与祛毒散间服。

当归　赤芍　白茯苓　栝楼　连翘去心　栀子　薄荷　花粉　黄柏　黄芩　桔梗各一钱　元参酒炒,二钱　银花　黄芩各钱五分　黄连五分　川芎　防风　青皮　陈皮各八分

白水煎服，如左右阴疮，照加荆芥、甘草,去青皮、黄芪。

元参解毒汤一百　治咽喉肿痛,已经吐下,饮食不利,余肿不消。

元参钱五分　甘草六分　桔梗钱二分　生地三钱　荆芥七分　山栀　黄芩　葛根各一钱

淡竹叶二十片,灯心二十寸,水煎八分,食远服。

千金内托散百一　治乳蛾、喉痛、舌痛等症,已经五日,必欲成脓,不可再进退火寒凉之药,以此托之。

党参　银花各钱五分　甘草五分　当归　连

翘去心　赤芍　花粉　蒌仁　桔梗　白术

各一钱　陈皮　防风　川芎　青皮　厚朴

荆芥各七分　黄芪一钱五分

灯心二十寸，水二钟，煎七分，徐徐咽下。

托里消毒饮百二　治喉症已成，不得内消，宜服此药托之，未成即消，已成即溃，腐肉易去，新肉易生。此时不可内服泄气寒凉等药，致伤脾胃为要，一切痈疽俱可用。

党参焙　黄芪各钱五分　白芷　皂刺各五分　甘草六分　桔梗　白芍　当归　白术茯苓　银花各一钱

水二钟，煎七分，食远服。脾弱者，去白芷，倍参、芪。

解疫清金饮百三　治风火客感，时行喉症，投三数剂，兼用吹散，可愈。

苏薄荷　牛子　苏橘红　丹皮各一钱桔梗　赤芍　大贝各钱五分　花粉钱二分甘草八分

济阴化痰饮百四　治阴虚火灼,忧思郁虑致成喉症,投五七剂,兼用吹散,可愈。

小生地三钱　银花　元参各钱五分　广皮七分　远志　柴胡各八分　桔梗钱二分　川贝一钱　赤苓二钱　甘草六分

元参六味汤百五　治老人、虚人风热喉痹肿痛等症。

元参钱五分　小生地二钱　丹皮八分　甘草节　建泽泻各五分　淮药①钱二分　山萸肉　云苓　桔梗各一钱

二症愈后,俱服清咽抑火丸,方见后百四一,以杜后患。

清咽双和饮百六　治一切喉症初起。

桔梗　银花各钱五分　当归一钱　赤芍钱二分　生地　元参　赤苓各二钱　荆芥　丹皮各八分　真川贝　甘草各五分　甘葛　前胡各七分

---

①　药:原作"岳",据六味丸组成,应为山药,据改。

引灯心一分,地浆水煎。

十珍汤百七　治咽喉诸症,脓出之后,气血诸虚,不能收口,或饮食不思,虚热恶寒,为气血俱虚之圣药也。

川芎七分　炙甘草四分　党参　熟地各二钱　黄芪钱五分　当归　白芍　茯苓　白术　桔梗各一钱

水二钟,枣二枚,煎七分,食后服。

二陈汤百八　治喉症痰涎壅盛,探吐后服之,清气化痰,并治梅核㽷气。

陈皮一钱　制半夏　茯苓各一钱五分　甘草六分

引加灯心二十寸、姜一小片,水煎服。嗳气加川芎七分;胃气盛加石膏一钱五分;胸闷加枳壳一钱;虚火咽疼,加元参、生地各一钱五分;心火盛,加黄连四分;喘促气郁,加槟榔七分;相火,加知母一钱;痰郁,加贝母一钱;作渴,加花粉一钱五分;气郁,加香附七分;痰气甚,热不退,加苏梗一钱;中脘停痰,加栝楼一钱;肝气逆,加白芍一钱;痰郁积湿,加苍术一钱;肝气旺,加青皮七分;中脘寒湿,加厚朴七分;风热火痰,加炒黄柏一钱;肺气郁热,加黄芩一钱、桔梗一钱五分;小便赤涩,加木通七分。

加味二陈汤_{百九} 治痰饮流注,舌下发肿作痛,针刺已破者。

陈皮_{七分} 制半夏_{一钱} 茯苓_{一钱} 甘草_{五分} 黄芩_{一钱} 黄连_{二分} 薄荷_{三分}

白水煎服。

枳桔二陈汤_{百十} 治七情郁结,痰气形如梅核,或如破絮在咽喉之间,咯不出,咽不下,或中脘痞满,气不舒畅,或痰涎壅盛,上气喘急,或因痰饮,恶心呕吐等症。

陈皮 栀子_炒 制半夏 茯苓 桔梗 黄芩 苏子_{各一钱} 枳壳_{七分} 甘草 白豆蔻_{各五分}

姜三片,水煎服。

苏子降气汤_{百十一} 治虚阳上攻,气不升降,致咽嗌痰涎壅塞。

苏子一钱一分　厚朴　陈皮　官桂各七分　制半夏一钱五分　甘草五分　前胡一钱

煎成,送六味丸方见《古方汇精》内证八四钱,食远服。

四七气汤百十二　治风火结聚,喉节肿胀,吞吐不利等症。

甘草　枳壳　陈皮各七分　桔梗　粘子　炒栀子　茯苓　紫苏各一钱　花粉　元参各一钱五分　生地二钱

引加姜一片、灯心二十寸,水煎服。

加味四七气汤①百十三　治症与枳桔二陈汤同。

茯苓　制半夏　神曲各一钱　厚朴　枳实　南星　益智仁各五分　橘红　青皮各七分　砂仁　槟榔各四分　白豆蔻三分　苏梗八分

水二钟,姜五片,煎八分,服。

行气香苏饮百十四　治梅核气,咽喉

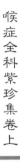

————————
① 加味四七气汤:此方《古今医鉴》作"加味四七汤"。

气胀上攻,胸膈疼痛。

香附　陈皮　厚朴各五分　紫苏　枳壳各七分　乌药三分　桔梗　制半夏各一钱　大黄酒蒸,一钱五分　甘草六分

引加灯心二十寸。

八正顺气散百十五　治咽喉胀闭,火郁痰壅,探吐后虚气作胀,胸闷咽塞等症。

陈皮　川芎各七分　砂仁四分　枳壳白芍　当归　元参酒炒　粘子各一钱　桔梗党参各一钱五分　甘草五分

水煎服。

参苓顺气散百十六　治症同前。

党参　花粉各一钱五分　茯苓　苍术白术　粘子　元参酒炒　桔梗各一钱　乌药四分　紫苏　陈皮　枳壳各七分　粉甘草五分

水二钟,煎七分,温服。

清气利咽汤百十七　治七情郁结,致生气子,咽间胀塞,吞吐不利。

甘草　枳壳　陈皮各七分　山栀炒　苏

梗　贝母　制半夏　茯苓各一钱　桔梗　花粉各一钱二分　香附五分

引姜一片，水煎服。如火盛，咽疼色紫，加片芩①一钱、黄连五分，去半夏、生姜。如虚火不甚，咽红，劳力即疼，加元参二钱、生地一钱五分、当归一钱、知母一钱、黄柏一钱，去半夏、生姜。

牛黄清心丸百十八　治痰涎结聚，心火炎灼，以致痈毒破烂，久而不愈者，宜服之。

胆星二两,陈者佳　黄连　防风　荆芥文蛤　桔梗　元参　茯神　当归　犀角镑　天竺黄各一钱,为末　明雄黄三雄　麝香冰片　珍珠各五分　轻粉二分

上为细末，甘草四两，熬膏，为丸如龙眼大，辰砂为衣，晒干罐收贮，勿令泄气，每服一丸，薄荷汤下。

少阴甘桔汤百十九　治少阴咽痛，头眩，脉沉细，而身尤热者，宜服之。

① 芩：原作"苓"，据文义及千顷本改。

桔梗　川芎　柴胡各五分　甘草三分　陈皮　羌活　升麻各四分　黄芩八分　元参一钱

水二钟，葱白一根，煎服。

黄连泻心汤百二十　治大小人心火妄动，结成重舌、木舌、紫舌，肿胀坚硬。

黄连　山栀　荆芥　黄芩　连翘去心　木通　薄荷　粘子各一钱　甘草五分

水二钟，灯心三十寸，煎八分，食远服。

黑参丸百二一　治口舌生疮，久不愈者。

元参　麦冬去心，炒　天冬各一两

为末，炼蜜丸为弹子大，每用一丸，噙化下。

清金散百二二　治大小人白口疮，恶状似木耳。

五倍子去蛀、末，四两　青黛四钱

为末，好酒调敷疮上，在喉者吹入。

甘露饮①百二三　治男女胃中客热，齿龈肿闷，牙宣出血，心内多烦，饥不欲食，善睡嗜卧，及咽喉生疮肿烂等症。

天冬去心　麦冬去心　当归各二钱　石斛　生地　熟地各三钱　黄芩　枇杷叶去毛净　赤芍　白芍　元参　犀角各钱五分

甘草节一钱　荆芥穗五分,炒黑

水二钟，煎七分，食后服。若齿龈宣露，肿闷，并可煎汤温漱。

当归连翘饮百二四　治阳明积热，牙疳，口疮口臭，痛不可忍。

连翘去心　羌活　山栀各一钱　防风七分　荆芥　枳壳　甘草　川芎各五分　白芷三分　黄芩钱五分　当归钱二分　生地三钱　细辛二分

水煎，食后服。

凉胃汤百二五　治阳明火热上攻，牙龈肿痛，摇动，黑烂、脱落。

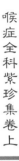

―――――――

　①甘露饮：此方千顷本内无荆芥穗，有枳壳、茵陈。

山栀炒　桔梗各七分　连翘去心　黄芩　白芍各一钱　丹皮八分　石膏钱五分　生地三钱　黄连　升麻各四分　藿香五分　甘草二分

水煎，食远服。

清热如圣散[①] 百二六　治风火郁热，咽喉肿痛诸症。

枳壳　荆芥　薄荷各五分　花粉　山栀　连翘去心　粘子各八分　柴胡四分　甘草三分

灯心十寸，煎服，忌厚味。

一方

陈皮　半夏各钱二分　茯苓　黄连酒炒　竹茹各一钱　桔梗五分　当归酒洗，二分　生地酒洗，钱五分　甘草梢二分

姜三片，水煎，食后服。

顺气香砂饮 百二七　治咽喉暴肿，痰气郁塞。

---

① 清热如圣散：此方主治千顷本为"治舌下肿大如核，取破出流黄痰，已痊不发者"。

厚朴五分　砂仁四分　半夏钱二分　陈皮八分　茯苓一钱　青皮八分　桔梗钱二分　枳壳六分　木香四分　元参钱五分　粘子一钱　栀子一钱

姜五分，水煎服。

中和汤百二八　治骨槽风，穿溃流脓，臭秽，疼痛不止。

人参　厚朴　防风　藿香各五分　黄芪炙，二钱　白芷　上桂各三分　川芎七分　甘草六分　当归　桔梗　白芍各一钱

姜一片，枣二枚，煎八分，临服入酒一杯，食后服。

加味四物汤百二九　治血虚，咽喉燥痛，微烦热，恶寒，午后尤甚，劳伤火动，口破咽疼，燃热内热，脉数无力，又治血热口疮，或牙根肿溃，烦躁不宁。

当归一钱　柴胡五分　白芍一钱　生地三钱　川芎七分　丹皮八分

水二钟，枣二枚，煎服。三阴虚火咽

痛者,加黄柏、知母各一钱,桔梗、元参各一钱五分;渴者,加麦冬、花粉各一钱五分。

四君子汤_{百三十} 治脾胃虚热,唇口生疮,食少作呕,大便不实。

党参 白术_炒 茯苓各二钱 甘草_{炙,一钱}

姜一片,红枣三枚,水煎服。加藿香五分、砂仁研四分、制半夏一钱、陈皮六分,名香砂养胃六君汤。

半夏桂甘汤_{百三一} 治疫疠,夏寒变病,及非时暴寒,少阴症,脉微细而沉,自汗,咽痛,下利,名肾伤寒。

制半夏 桂枝 甘草各二钱
姜三片,水煎服。

苦酒汤_{百三二} 治肾伤寒症,脉沉细,咽疼,自汗,奇效。

黄芪_{五钱} 白芍 桂枝各三钱
水煎,苦酒和服。

导源煎_{百三三}　治喉痹，肿痛不能言者，但可进药，无有不愈，此从治之法也。

党参　白术_{各一钱}　炙草_{钱五分}　桔梗_{二钱}　防风_{七分}　荆芥　薄荷　干姜_{炮，各五分}

或加蜜附子五分，水二钟，煎七分，俟凉饮之，徐徐咽下。

理中汤_{百三四}　治中气不足，虚火上攻，以致咽间干燥作痛，吐咽有碍，及脾胃不健，食少作呕，肚腹阴痛等症。

党参_{焙，三钱}　甘草_{炙，八分}　干姜_{炒黑，五分}　白术_{二钱}

水煎服。

补中益气汤_{百三五}　治中气不足，咽喉微肿而痛，色白，吐咯多痰，上午痛甚，或溃伤不敛，四肢倦怠，口干发热，又口舌生疮，发热恶寒，劳则体倦，不思饮食，此中焦虚热，宜服此方。

黄芪_炙　党参_{焙，各钱五分}　当归　白术

各一钱　陈皮五分　甘草　升麻　柴胡各四分

枣二枚，姜一片，水二钟，煎八分，食后服。咽疼，加麦冬去心一钱、五味子四分、粘子一钱、元参一钱二分，引去生姜。

蜜附子百三六　治格阳咽闭，吞吐不利，及脏寒闭塞等症。

用大附子一枚，去皮脐，切作大片，用蜜涂，炙令黄，含口中，咽津，甘味尽，再涂蜜，炙用，或另换一片。

八味丸百三七　治肾水不足，虚火上炎，发热作渴，口舌生疮，或牙龈溃蚀，咽喉作痛，形容憔悴，盗汗，发热，五脏亏损，宜服此温养之。

熟地八两，杵膏　山茱萸酒蒸去核　干山药各四两　牡丹皮去骨酒蒸　茯苓　泽泻各三两　肉桂一两　五味子五钱

上为细末，和地黄膏，加炼蜜为丸，桐子大，每服三钱，空心开水送下。

温中饮百三八　治中气虚热，口舌生

疮,不喜饮冷,肢体倦弱,饮食少思。

党参一钱五分　甘草炒,四分　白术一钱

引加姜汁一滴、红枣二枚,煎服。照方以分作钱,以钱作两,各取末,姜汁糊丸,桐子大,每服一钱五分,开水下。

参芪安胃散百三九　治服寒凉峻剂,以至损伤脾胃,口舌生疮。

党参焙　黄芪炙,各二钱　茯苓一钱　甘草生,五分,炙,五分　白芍七分

白水煎,温服。

玉枢丹百四十　治风闭痹毒,及牙痈肿痛诸症。

山慈姑洗去毛皮净焙,二两　川文蛤一名五焙子,洗净焙,一两　麝香拣去毛皮干研净,三钱　朱砂有神气者研极细末,三钱　雄黄鲜明大块者研细末,三钱　千金子一名续随子仁,白者去油,一两　红毛大戟杭州紫大戟为上,江西次之,北方绵大戟性烈峻利,伤元气,不可用,取上者,去芦根,洗净,焙干,为末,一两五钱足

上药各择精品,于净室中制毕,候端

午、七夕、重阳，或天月德、天医黄道上吉之辰修合，凡入室合药之人，三日前俱斋戒沐浴，预立药王牌位，焚香拜祷，将前药七味复戥称准，入大乳钵内再研数百转，方入细石臼中，渐加糯米浓汤调和，软硬得中，方用杵捣千余下，至光润为度，每锭一钱，每服一锭，病势重者，连服二锭，以取通利，后用温粥补之。修合时，除合药洁净之人，余俱忌见，此药总在精诚洁净为效。

清咽抑火丸百四一　治常发一切痛蛾、乳核，或单或双，愈后服此丸药百天，切勿间断，可永不发。

生地六两　丹皮　麦冬　金果榄　元参各四两　连翘去心　山栀各二两　甘草一两五钱　北沙参　白芍　归尾　桔梗各二两　远志　泽泻各一两　荆芥穗二两五钱　川黄连五钱

各取净末和匀，炼蜜为丸，桐子大，每

服三钱，开水下。

千金大补汤百四二　治风痹疔毒，虾蟆肿毒，经利下后元气不复，虚火炎灼等症。

西党参　上炙芪　生地　熟地各二钱　白术　贝母　银花各钱五分　玉竹三钱　当归一钱二分　白芍炒，一钱　炙草四分

姜皮半分、红枣三枚为引。

紫琼膏百四三　治风痹疳毒，以及悬疔诸症破烂，艰于完口，火热已退，元气亏损，服此收功。

忍冬藤取鲜者去泥垢，八两　土牛膝取鲜者去泥垢，十两　钗石斛　黄芪　熟地　赤首乌　白首乌各五两　玉竹　麦冬　白术　党参各三两　桔梗四两　当归　白芍各一两五钱　远志去心，二两

取鲜梨百个，去蒂，浸水一宿，捣去滓，入前药熬膏，至七分，下后药：

参三七　真川贝各一两　真紫金藤七

钱　白螺壳　乳香　没药　象牙屑各五钱
琥珀四钱　龙骨　人指甲各三钱　珍珠二钱

　　上十一味，各研极细，无声为度，下入前膏，用槐枝急搅收成，窨土地下出火气，备用。

喉症全科紫珍集图本

卷下

燕山窦氏原本

云阳朱氏翔宇嗣集

图本

图症小引

咽喉一症，介乎内外之间，表里虚实寒热，有从治，有逆治，有先标后本，有因本及标，症异状而殊名，法无穷而工极巧，专门济世，精意入神，总汇全图，详载方论，嘉惠后学，以作①津梁，有能神明于规矩之中，超出乎意象②之外，用我法而不泥我法，采古方而善通古方，出死入生，普

---

① 作：同治本作"长"。

② 意象：同治本作"规矩"。

度苍赤,则后学者之变功大矣。

第一种　锁喉风

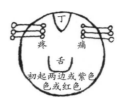

此病因风热积于胸膈,或酒色劳怒所致。其患咽喉肿痛痰涎壅塞,口噤身强,手足反张,治之先用滚水洗和手足,针刺少阴少阳等穴出血可治,如不出血或出黄白水,不治。治者先吹本药及十味散,两边下六针①如咬牙不开,吹通关散入鼻,喷嚏即开。以杉木签撑起,用探吐法去风痰,吹本药,下刀去脓血,次吹秘药及碧雪丹,内服清金散、双和饮,或三黄汤加荆、防、银花,服之可愈。

按此症生于喉中,如锁管样,有单有双,双者难治,单者易治。必先探风痰。

① 六针:千顷本作"火针"。

若已有脓者，不必动刀，只吹通关散入鼻，喷嚏脓出。如脓未成者，用刀，宜自下向上，挑去恶血，本秘、碧雪和吹。

蒂丁者，乃人一身之主，凡用刀针烙铁，切宜小心，不可伤犯。如蒂丁紫肿，亦不可用刀针，只宜用点喉神效法点之，酌服凉膈、三黄、清金化痰祛毒等剂。

第二种　缠喉风

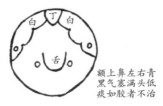

额上鼻左右青
黑气塞满头低
痰如胶者不治

此病因久积风痰湿热，或食煎炒厚味太多，或因劳郁所致，亦有伤于酒色过度者，其症眼白、耳赤、面紫、口噤难言，或左右腮肿，项下亦肿，喉内咽下蒂丁两旁有如蛇盘之状，延至一二日者，系慢风。急者，只在旦夕而死。治之，先刺少商出血。口噤，吹通关散，探吐风痰。如面朝地，背朝天，手足登开，角弓反张者，难治。先用滚水温洗手足，次用通关取嚏，次用搽舌，吹追风散，再用针去脓血，吹本药，参用十叶散，次吹秘药，参用碧雪丹，内服化痰清金等剂，或三黄、凉膈，加荆、防、粘子、僵蚕服之。有脓者，千金内托散加银花，吹碧雪、秘、均，加生肌散。按此症喉中有黄白二色，白为白缠，黄为黄缠，治法皆同。华佗云：其症先两日胸膈气急短促，忽然咽喉肿痛，手足厥冷，气闭不通，用巴豆七粒，去壳，三生四熟，雄黄五分，皂子七粒，大郁金一个，蝉肚七个，共为末，每服三分，茶调细呷。如口噤，用竹管吹入喉中，探吐即醒。

第三种　喉风

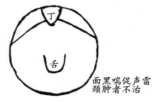

面黑喘促声雷
颈肿者不治

　　此症乃风热感于膈间或过食炙煿厚味，以致火动痰生而起，蒂丁两旁肿塞，或白或紫①。治法吹十叶及本，下刀，以秘及碧雪吹之，内服三黄、凉膈，或涂方、连翘、解疫、清咽等剂，如有脓，用千金内托及枳桔二陈，多加银花服之，肿不消，用均末、碧雪加冰、麝吹之。

第四种　息肉喉风

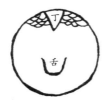

此症因受恶秽之气及风热而起，喉间生赤肉，层层相叠，渐渐肿起，有死血臭气郁塞不通者是也。治法以秘药加雄黄、人中白及十叶吹之，内服牛蒡、芩、连利咽清咽等剂，更用噙化丸、救苦散，再以臭枸橘煎汤频漱，叠肉自消，如不消者，亦用刀针去血。

① 蒂丁两旁肿塞，或白或紫：此十字千顷本无。

第五种　哑瘴喉风

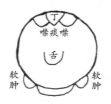

　　此症乃风痰壅于咽膈之间，口不能言，牙关紧急，急用蟾酥化水，滴鼻内即开，以桐油饯探吐风痰，喉中赤肿处吹救苦、十叶等散及本药，下刀去血，吹碧雪、秘药，服荆防败毒散，连进二三服，次服清气、解疫、清咽等剂。若面紫，舌青唇黑，鼻流冷涕，甲爪俱青，目赤多泪者，不治。

第六种　弄舌喉风

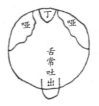

　　此症因风痰久积于内，哑不能言，舌常吐出，时将手弄是也。治法，先刺少阴、

少阳，出血可治，吹金锁匙，用稀涎散，内服雄黄解毒、疏风甘桔等剂，渐可出声，服解疫、清金、加味二陈等剂，外用十叶、碧雪、本、秘吹之。

第七种　呛食喉风

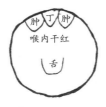

此症因热毒积于心经，以致咽干气促，喘急无痰，甚至呛食不下者，难治。治法用顺气利咽，加灯心、葱根，及解疫、清咽等剂服之。如毒入肺间，心口刺痛，急用连翘散加大黄利之，先吹救苦散、十叶散，次用本、秘、碧雪。干红渐退，稍生津液，食可进咽，斯可问治，蒂丁两旁微觉高肿，不可轻用刀针。

第八种　缠舌喉风

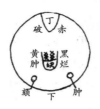

　　此症因感受风热湿毒，劳郁酒色而起，其症下颏俱肿，口噤，舌卷肿大，上有青筋如蚯蚓之状，生黄刺白苔是也。如咬牙不开，宜针刺少商，出血可治。无血，或黄白水，不治。治法，先探风痰，如舌本短大，宜追风散，次刮舌苔，吹救苦、青霜、十叶等散及本药，用刀刺青筋取血，又刺舌上肿块及金津、玉液二穴，出血漱净，吹碧雪、均、秘，内服凉膈、三黄、清阳散火、解疫清咽等剂，一二日可消。日久有脓者，宜用千金内托、济阴化痰等剂。摇头者，不治；舌本黑块不消者，不治。

第九种　走马喉风

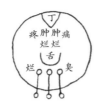

此症因食厚味、受风热而起，宜针少阴少阳等穴，先吹本药及十叶、救苦等散，于舌下刺左右二穴[①]，去恶血，吹秘药、碧雪，将午后、年干和追风散泡水含漱，并炒研极细吹患处，痛即止。有痰者宜探吐。烂处时以本、秘、碧雪及年干、午后吹之，内服二陈、三黄、凉膈，加荆、防及知母、石膏、清咽、双和等剂。如摇头、咬牙、舌黑、蒂丁赤烂，俱为死候。言语明白，年少者，可治。其症两颊及牙关紫肿，急宜针舌下二穴，并如前法治之。若牙落龈肿，摇头咬牙者，不治。舌肿丁烂者，亦不治。

---

① 二穴：千顷本作"三穴"。据文义当指"金津、玉液"二穴。

第十种　吹舌喉风

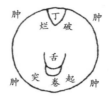

　　此症因感受风热，或劳力，或饮酒厚味，或郁怒而生。喉下及腮四下俱肿，舌卷硬，顶上腭，治迟即死，二三日可治。刺少商出血。如手足反张，用通关散吹鼻，吹本及十叶于舌上下，或用小刀刺血，吹秘、碧雪，阆苑霜噙口，病回舌转即生。内服三黄、凉膈，加荆、防、银花及泻心、凉胃等剂。按此多死而难治，治之早者，十救一二，宜吹追风散、舌舔散、冰硼散，以解舌之强硬。此症亦有寒热往来或发热恶寒者。

　　通关散一　本药方十二　十叶散三六秘药方十四　碧雪丹三五　阆苑霜二五　三黄汤五八　涂方凉膈散六五　黄连泻心汤六二　凉胃汤百二五　追风散十一　舌舔散四

第十一种　落架风

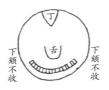

此症因气血俱虚,上焦火热,以致筋骨不收,或大笑之后,或呵欠,即落下下额,牙齿不交合,言语饮食俱难,一二日可治,日久难治,令患人平身正坐,以两手托住下额左右,次将两大指捺槽牙上,端紧下额,用力往肩下捺开关窍,向脑后送上,即投关节,随用绢兜住下额,系于顶上一时。虚者服补中益气汤,或灸额后骨间①七壮。

———————

① 额后骨同:千顷本作"颊车"。

第十二种　连珠喉风

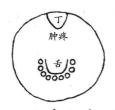

　　此症乃心经火毒上冲,以致舌下生起如珠,初见一二,少顷蔓生,或三五七九如贯珠,舌胀痰升,不能饮食是也。治法用取痰方,探去风痰,吹十叶救苦及本药,于患上用刀逐粒去血,兼刺金津玉液,吹十叶、碧雪、秘药,内服黄连泻心汤三五剂,症患渐解,加服济阴、清咽等剂,及抑火丸、紫琼膏以杜后患。

第十三种　松子喉风

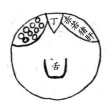

　　此症因上焦风热而起,喉中肿起,形

如松子,色若猪肝,口内满喉皆赤,张口吐物则气逆关闭,饮食不能下咽是也。治法,有痰用金锁匙、稀涎散吹之,及取痰方沥去痰涎,吹秘药、碧雪,用小刀刺肿处出血,再用本、秘、碧雪合吹。内服三黄、凉膈加荆芥、防风,或疏风甘桔等剂,渐解,加服生地、连翘及解疫、清金、加味二陈等剂。

第十四种　骨槽风

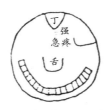

　　此症因忧思郁虑,邪毒交乘,结聚于太阳经络,或因恼怒伤肝致筋骨紧急;思虑伤脾,致肌肉结肿;膏粱厚味,致脓多臭秽。又小儿生此,乃禀气虚弱,外感风暑湿热,或过食肥甘而起。其症生于耳前或目^①下，肿连腮项，隐隐皮肉，痛彻筋骨，略有核，渐如李大，便觉红肿寒热如痈^②，或上或下，或左或右，牙关紧急。初则坚硬不消，久则延烂难愈，甚至满口齿牙脱落，上下牙床腐秽，俱在不治。治法，于初起时，先探风痰，用艾灸肿顶及耳垂下五分，各七壮，贴膏以泄内毒，外肿处用金箍散加追风散敷之牙关肿处，吹本药及十叶，救苦及人中白、青霜等散搽之，或用追风散，以刀刺去血，吹秘药、碧雪。内服清阳散火、犀角地黄、元参解毒等汤。溃后宜千金内托加麦冬五味，或中和汤，吹秘合碧雪、生肌散，使脓毒溃尽，腐去新生，斯可渐愈。若外腐不合，虚热不退，坚硬不消，形体消瘦者死。

----

① 目：千顷本作"耳"。据文义"太阳经络"指手太阳与足太阳结聚于此，当目下为是。

② 痈：千顷本作"疟"。当指痈起之寒热，底本为是。

第十五种　脚跟喉风

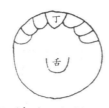

　　此症因七情郁结所致，先从脚跟发起，至于喉间，发时在左则左足，在右则右足，酸软阴痛，有似筋触，牵入喉间。其症初起日行一穴，至七日行七穴，时欲发吐，喉间发泡，如鱼泡水晶之状，色灰白，或一年一次，或半年一发，先吹本药及十叶、救苦，次吹秘药，内服荆防败毒，解疫清金及中和二汤，或四君加归、芍、远志等剂，可以渐解。发泡腮恶者不治。

第十六种　悬蜞风

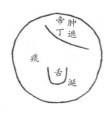

悬蜞风者，因上焦蕴积热毒，风痰壅塞而起。其症上腭肿垂，形如蛙腹，或如鸡蛋，咽喉闭塞，痰涎满口①是也。治法，先用元明醋探吐风痰，及取痰、稀涎等方，俱可用，次吹本及十叶、救苦等药，于肿处用小刀点去紫血，吹秘药、碧雪，内服三黄、凉膈、解疫、疏风等剂。有表证者，荆防败毒散。日久者，千金内托散。

第十七种　阴毒喉风

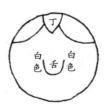

此症因感受四时不正之气，及非常暴寒而起，系少阴证，脉微细，自汗，咽痛，下利，一名肾伤寒。切不可用寒药，宜用半夏桂甘汤，或苦酒、理中、导源等剂。若脏寒咽闭，吞吐不利，用蜜附子，兼进八味

---

① 口：原作"舌"，据文义及千顷本改。

丸、本、秘等药,俱无庸吹掺,照服汤剂,其症自退,亦不得误用刀针。

第十八种　撮口喉风

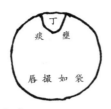

此症因胃有风痰,火动而生,其唇忽然如收袋口撮起,不能饮食,喉内风痰壅塞是也。治法,用马齿苋煎水,洗上下唇口,用元明醋探去风痰,针少商出血,内吹本药及十叶于喉内及唇上,内服防风通圣散,及凉胃、利咽等剂。如毒入心肺,胸前胀满,上气喘促,下部漏泄不止者,死。

第十九种　喉痹

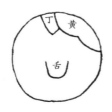

此症乃热毒伤于心脾.气通于舌,循环上下,故咽喉肿痛而黄,其血黑,其形若臂,其肿若坎,面赤,目上视是也。治法,先用探吐风痰,吹本、秘、十叶、碧雪,肿处不消,亦宜去血,内服粘子解毒汤,并土牛膝根汤频漱,去涎毒,可愈。

治喉痹方,用土牛膝根洗净,捣汁,入人乳少许,灌服。不能服者,吹鼻内。

一方用射干磨逆流水吐之。

一方用李树根皮一片嚼口内,外用渣敷项下周围。

第二十种　阴毒喉痹

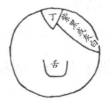

此症因冬月感阴湿、火邪,相干而起,在于喉间,肿如紫李,微见黑色,或灰白色,周身筋肉动振,腰痛、肢冷、恶寒是也。

其色光明血红者可治，血黑者不治。其血微红，肿处软，咽中有痰者可治，血黑肿硬喉干者难治。先服化毒丹，次用苏子降气汤，及解疫、济阴等剂，亦有用甘桔汤引，送六味丸。外吹秘药、碧雪，一月内戒烟酒。

第二十一种　酒毒喉痹

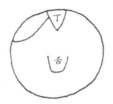

此症系上焦心脾二经之火，因饮酒过度而生，形如鸡卵，其色鲜红，壅塞咽间，色光如镜发热恶寒，头痛项强。治法，刺去毒血，用秘药、碧雪吹之，内服粘子解毒汤，加甘葛一钱①，一二剂，兼进双和饮、连翘散，可愈。

---

① 加甘葛一钱：千顷本作"加葛根、甘草"。

第二十二种　喉闭

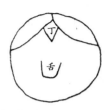

此症因外感寒邪,内伤热物,或大寒后便入热汤洗浴,将寒气逼入脾经,冷气阻于中脘,邪热客于心经,故痰涎壅盛,卒然喉中闭塞,气不宣通,死者多矣。急以三棱针刺手腕中紫筋上,或少商出血,内服雄黄解毒丸,冷水磨化,温咽之,徐徐服下,吹金锁匙沥出痰涎,加服八正顺气散。

第二十三种　风热喉痹

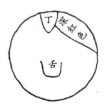

此症因积热感风而致,其肿处深红而紫,其形若拳,目上视,壮热恶寒,宜荆防

败毒、解疫、化痰、加味二陈等剂,若外赤面肿,以金箍散敷之,牙关强急,宜用通关、追风、稀涎、取痰等方,取风痰。声音嘶哑,宜用加味四物汤、生地连翘饮滋其阴,火自降矣,外吹秘药、碧雪、十叶、救苦等散。

第二十四种　双乳蛾

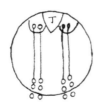

此症因感受风热之劳郁而起,在蒂丁两旁,形似乳头,又若弹子,故名乳蛾。喉间肿痛,吞吐不利,痰涎壅塞,口噤难开。

治法先用元明醋探去风痰，吹本药、十叶、救苦等散，以小刀割头尾二穴出血，吹秘药、碧雪，再用本药和均，末吹之。内服清咽、双和、利膈、济阴等剂。日久有脓者，刺破。内服千金托散，吹用生肌散。

附治乳蛾二方：

鲜薄荷一把，洗净捣汁，和醋漱。

荔枝草捣碎，水煎，待温噙漱，涎吐立效。

第二十五种　气痛喉痹

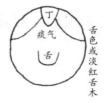

此症因七情所伤，寒郁肺胃，喉间痰涎稠实，身发寒热，仍分上中下三关，在下关难治，上中二关可治，吹秘药、碧雪，内

服雄黄化毒丹,后服参苓顺气散^①。

第二十六种　单乳蛾

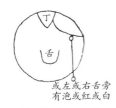

或左或右舌旁
有泡或红或白

　　此症因风热劳郁而起,在蒂丁之侧,或左或右,形如乳头,状似樱桃,痰涎壅塞,甚者手足厥冷,头目昏沉。治法,先用元明醋探吐风痰,吹本,下刀针去血,吹秘,内服十八味神药,或三黄汤,或解疫、祛毒等剂。若五六日,则欲作脓,服千金内托散,用通关散吹鼻,脓自出矣。以均、秘、生肌、碧雪,合而吹之,或服苏子降气,窦氏二陈、甘桔、济阴、双和等剂。如厥重不省人事,气欲绝者,用吴茱萸末,醋调,敷涌泉穴。如用针法,可认定有脓头高亮

<hr />

　　① 散:此后同治本有"秘药方十四、碧雪丹三五、雄黄解毒丸五七、参苓顺气散二十六"二十五字,系后入内容。

处针之，其针不可深入，只从下向上挑去脓血，谨记。

第二十七种　死乳蛾

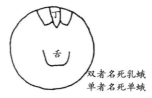

双者名死乳蛾
单者名死单蛾

此症因受风热郁怒而起，生于喉中，紧靠蒂丁，初不甚痛，乳头逐渐长大，劳辛即发，发时饮食有碍，日久不治，长塞咽喉，渐加气闭，以致损命。治法，先吹本药，一二日，再用刀于患处脚边劈开，或横刺，刮划七分，令血出尽，以均末合秘、碧雪吹之，逐日如是，以患平内空①，方可下烙，以平为度。内服三黄、二陈、解疫、化痰等剂，忌煎、炒、鸡、鱼、豆腐。牛、羊、犬肉，生冷、发物，总须拔去乳根，方杜后患，亦用阆苑散、嚼化丸、咽津丹，不时含口

————————————

① 内空：千顷本作"肉生"。

内,开痰祛毒。

按此症起得缓,愈得迟,须得三四十日方愈,愈后服抑火丸以解除毒热,单者同治,治后日久再行举发,咽痛,食不能下,只用年干、午后为末,薄荷汁调噙口内,一夜拔去毒,其痛即止。

第二十八种　乳蛾核

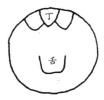

此症因气恼郁结而起,在喉两边,形似乳头,凡遇天阴、劳力、气恼,颈外如绳扣紧,饮食不下,呼吸不利,日久年深则成嫩骨,治法初起先吹本,次用刀割之,如核藏喉旁肉内,须用钩搭出割之,吹秘及碧雪。内服甘桔、二陈、清阳、济阴等剂,消尽无影,下烙后始无患。忌用青霜、青云、青凉等散。刀口不完,生肌散加冰片吹之。

第二十九种　喉癣

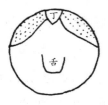

　　此症因受风热,或饮酒太过,上焦火燥而起。喉内外白皮胀满,由薄而厚,人事昏迷,头目眩晕,真危症也。治法先将口上下撑开,次用刀刮取其皮,由厚而薄,刮尽,血出,先紫后黑红色,用午后年干煎汤漱净,吹秘药、碧雪、十叶、救苦等散,内服山豆根汤,加服清气、凉胃、清金、化痰等剂。

第三十种　飞疡 [①]

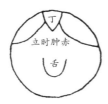

丁

立时肿赤

舌

　　此症因受秽毒之气，或因酒发怒，或肝肾久亏，卒然火发而起。喉下暴肿急胀，顷刻转大，渐至杀人。治法吹金锁匙，加用稀涎、取痰等方，去痰涎，内服元参、粘子解毒等汤，加红花、丹皮。如老人虚人，用元参六味汤、济阴化痰饮，红肿不消，下刀去血，吹秘及碧雪。呕恶腹胀，二便结，或小便清、大便结，俱为不治。

　　① 飞疡：千顷本作"飞伤喉痹"。此病名又出于《疡症经验全书》，为是。

第三十一种　风热喉丹

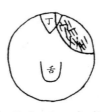

此症因劳思太过,外感风热,或对风言语,风入肺经,作痰而起,其色鲜红,久而赤紫。治法以多去痰涎为要,吹秘、碧雪、救苦等散,用刀点破出血,火自泻矣。内服粘子解毒及元参、连翘、牛蒡、芩、连等剂,去热凉血,紫色变红者渐愈。

第三十二种　喉疔

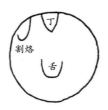

此症① 因夏天豆腐内滴入人汗,或误食之,及食秽恶自死禽兽等物所致,生于

---

① 症:原作"种",据本书体例及千顷本改。

蒂丁之旁,形如枣核,红者易治,紫者难治,黑者不治。凡治此者,先吹追风、神品等散,日数次,转红者可治,疗大而硬者,吹本、碧雪,用钩搭住,吹麻药和秘,刻许,急用刀割去,吹秘和碧雪,下烙,吹本、秘、碧雪,内服三黄、凉膈,倍甘草、银花,后服千金内托及紫琼膏抑火。凡若头小而软,只以刀点破出血,去红筋,吹本药、碧雪自消。此症宜^①急治,迟则毒入膈中,胸肿面黑者不治。

按此与单蛾相似,但蛾圆大,疗长小,以此别之。

每用麻药,须谕患者,涎液毋许咽下,切记。

第三十三种　开花疔

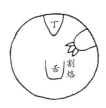

①宜:原脱,据千顷本补。

蒂丁之旁,形如枣核,红者易治,紫者难治,黑者不治。凡治此者,先吹追风、神品等散,日数次,转红者可治,疗大而硬者,吹本、碧雪,用钩搭住,吹麻药和秘,刻许,急用刀割去,吹秘和碧雪,下烙,吹本、秘、碧雪,内服三黄、凉膈,倍甘草、银花,后服千金内托及紫琼膏抑火。凡若头小而软,只以刀点破出血,去红筋,吹本药、碧雪自消。此症宜[①]急治,迟则毒入膈中,胸肿面黑者不治。

按此与单蛾相似,但蛾圆大,疗长小,以此别之。

每用麻药,须谕患者,涎液毋许咽下,切记。

第三十三种　开花疔

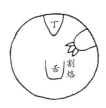

①宜:原脱,据千顷本补。

此症受病同前，又因内热七情郁怒而起，形若开花之状。治法，吹本，用刀平平割去，吹秘及碧雪，下烙，再吹本、秘、碧雪、生肌、定痛，内服三黄、凉膈、解疫、清咽等剂。如已有脓，服内托散。若色黑毒内攻，气喘者，难治。治法，须要根下割去方好，如疗小而瘦者不必割，只挑去红筋，吹本、秘、碧雪自消。

第三十四种　积热喉痈

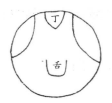

此症因食炙博醇酒厚味，以致胃火冲上，生于蒂丁之旁，肿痛与乳蛾相似，但蛾圆而小，痛塌而长，外现形症耳根腮下俱肿，项痛牙疼是也。治法，吹本及十药、救苦等散，下刀去血，吹秘及碧雪，内服瀛州学士汤及清胃、凉胃等汤，或三黄汤。若七日不消，有脓欲溃者，服千金内托散托之。口内出脓愈早，外耳根项下出脓愈迟。

第三十五种　喉瘤

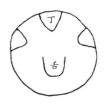

此症因肺经受热，多语损气，或郁怒高喊，或读诵太急，或多饮酗酒，多食炙煿而起。生于喉间两旁，或双或单，形如圆眼，血丝相裹，犯之即痛。须要安神养息，以药攻之，自然消脱，不可用刀点破。治法，吹麝香、冰片、人中白、十叶等散，并不时含漱噙化、咽津等丹丸，内服益气疏风、利咽清金等剂。

第三十六种　喉疬

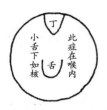

此症因郁怒而起，生于雄尾之中，初如梅核，在喉膈之间，吐不出，咽不下，至三日，渐上喉疬之间，乃七情所致也。用刀刺破、吹冰硼散、胆贝散，内服雄黄化毒丸，再服四七气汤，并解疫、利膈等剂。

第三十七种　气单

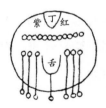

此症因受湿热郁气七情所伤而起。靠舌根横起青紫筋，或筋上起泡，亦青紫色。治法先于筋上用大银针① 照上图式

① 大银针：千顷本作"火针"。

下七处，共七针，后又将小银针①三个，扎品字样，每大针孔上各针二次，连大针共四十九针，每针一次，用午后、年干冲甘桔汤，温漱去恶血，吹本药、碧雪，如舌根紫肿不消，要灸处边喉下横三穴，口内出烟乃止，如不出烟，七炷为度。内服三黄凉膈散、元参解毒汤，又服加味二陈汤十余剂，清咽抑火丸一月，以祛火毒。其火针用桐油蘸烧。

第三十八种　喉单

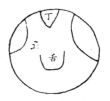

　　此症因受风热，食煎炒厚味、烧酒湿热之物而起，满喉微肿而红。治法，轻者吹十叶、救苦等散，内服凉胃、清金、甘桔等剂，自消。重者，先用刀刺头尾出血，吹秘，服三黄凉膈、元参解毒、生地连翘等

---

　　① 小银针：千顷本作"火针"。

剂。日久成脓者,去脓,吹秘,如脓不净者,追风散吹之,脓尽,再加生肌散、内服千金内托散,清咽抑火丸。

第三十九种　回食单

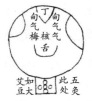

此症因气郁于心,或受湿热酒毒,痰火凝结而起。在喉两边两条硬梗①,其色红,在喉两边为甸气,在喉小舌下如核者为梅核气,若丁下无核,定在前舌根上,或在左右两旁,或有青筋一丝在后腭,或紫点如豆大,在舌根上,或青白色如蚬肉,或似桃胶,两旁红筋垂下,皆此症也。久则前心后背疼痛,暖气,喉中若虫行骨梗,噎气阻食,犯之即痛。治法,吹本,下刀去血,吹秘和碧雪,逐日如是。去尽紫血,将

---

① 硬梗:千顷本作"筋"。

平，下烙，及灸喉下。初起灸一穴，稍久灸三穴，病深灸五穴，每灸七炷，口内出烟为度，如不出烟，灸七七数乃止。先服十八味神药，后服清气、解疫、桔梗化痰等汤二三十剂，加四七气汤加加味二陈汤，匍气①用刀，梅核用针，如灸后稍好，喉中干燥，须要灸气海、三里各七壮，引下其火方妙。气海在脐下一寸五分，手三里在曲池下二寸，按之肉起处是，足三里在膝眼下三寸，胫骨外筋腕中是。若黑头无血，谓之焦头，针不入，及匍气垂下，不见正迹者，俱不治。年久不愈，不时举发，发时照前法施治，加常服清咽丸、紫琼膏，久久自愈。

① 匍气：《焦氏喉科枕秘》："此症因气郁有痰而生，在喉中两边两条红色为匍气。"

第四十种　　气子

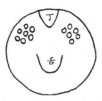

　　此症因受气郁而起，每感风热而发，生于喉间，如珠，其色赤，或紫，或白，犯之即痛，受气则举，日久则嗌气。治法，吹秘，合碧雪，用刀挑破出血，吹秘，合生肌，内服清气利咽、双和清阴等剂，愈后加服抑火丸。

第四十一种　七星疮

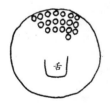

　　此症因脾经积热，上腭[①]属脾，脾气通于喉故也。上腭生疮，如粟如珠，或黄

---

　　① 上腭：原作"上腰"，据千顷本改。

或白，口中腥臭，手足怕冷，身体畏寒。治法，以苦茶或甘桔汤，午后、年干汤频频温漱，再用阎苑霜蘸布拭净疮上，吹秘及碧雪，内服清脾降火，济阴化痰剂。

第四十二种　喉球

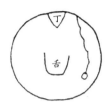

　　此症因外感六气，内伤七情而起。咽喉之内生肉球，如圆眼核大，根下肉线相连，五寸余长，吐球方可饮食，以手轻扯，痛彻至心是也。治法，用碧雪、十叶散，和匀吹患上，内服益气疏风汤，再用真麝香二钱，分二次水调服，或麝香散亦可，服后消化为痊。不可轻用刀针刺割。

第四十三种　喉疳

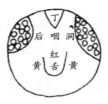

　　此症因久积气郁,感受风热,或食炙煿,热毒内伤而起。年少者可愈,年老者难治。治法,先用白午后汁二钟,和年干末三钱,噙漱拔毒,少顷吐出,不可咽下,吐毕再换,日噙十数次,吹本秘、碧雪,加片脑龙牙、珍珠合吹,内服学士汤加大黄三钱,年壮者服土茯回春散十帖,兼进二陈汤,后有转色,色转红者易愈,黑者难痊,或用三黄汤一二剂,时以阆苑霜噙之,若烂成洞,吹生肌散止痛,后用紫云烟熏之,噙甘草汤,忌牛羊肉及一切发物。

第四十四种 口疮

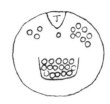

此症因劳碌及食炙煿火酒椒汤之物而起，小儿乃食肥甘，或胎中受毒，或乳母病中热乳饲儿，皆生此疾。在舌上或红或紫，或黄或白，疼痛流涎，难以饮食，甚者发热恶寒，口干便结。治法，先用米泔水或苦茶，以青布醮水拭净疮上，出血不妨，吹秘药，服粘子解毒汤，加栀连或三黄汤，如小儿不能服药，令乳母服之，以乳与儿食，另有犀角化毒丹与儿服之，如臭秽，用秘加人中白、黄连末、脑、麝吹之。

第四十五种　走马牙疳

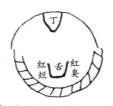

　　此症因食炙煿醇酒肥甘,以致阳明胃经火动,反生湿热,故发于牙根作烂,随变黑腐,顷刻沿开,其患迅速,故名走马。甚致牙根脱落,穿腮破唇,沿及满口,走入喉中,诚为难治。先用午后年干泡汁,探拭净,吹本、秘、碧雪及人中白散,如臭烂,加片麝,用阆苑霜噙口拔毒,烂处用马齿苋炒黄,为细末搽并吹本、秘、碧雪。内服清胃散一二剂,如血不止,加扁柏叶一钱五分,黄芩、荆芥、炒栀各一钱。若红肿盛,加酒制大黄一钱五分;若作痒,是虫,吹本药十叶、若疼,吹秘药、碧雪,速服当归连翘饮。急者亦针少商,并宜服土茯回春散三五剂,如肉烂脱落,加珍珠散吹之。小儿患此,内服芦荟消疳饮,外吹秘药、碧雪及人中白散、冰硼散。若牙根有黄白皮遮盖者，须用刀割去，吹秘。如尖穿出，刺唇作痛者，用刀挑破取去，吹秘。凡治此患，必取去黑腐，内见红肉，血流者为吉，声哑、喉干、黑腐不脱、牙落无血、穿腮破唇、身热不退、渐入喉中者，不治。

第四十六种　珍珠毒

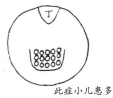

此症小儿患多

此症因劳力，过食炙煿，心火冲上而起。小儿因过食肥甘，及母食热毒之物，或胎中受热，致生此疾。舌上如珠，先赤紫，后黄白，疼痛难当。吹秘合碧雪，用小刀挑破出血，苦茶拭净，吹秘药、碧雪①，内服三黄汤、凉膈散、连翘、生地、元参等剂，小儿不能服药，令乳母食之，以乳饲

----

① 用小刀挑破出血……碧雪：此十六字，同治本脱，千顷本同底本，为是。

儿,及与化毒丹服之,或将秘药、碧雪搽乳头,令儿吮之。

第四十七种　悬痈

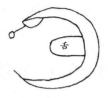

此症乃脾家热毒,外感风热而起。生于上腭,形如紫李,垂下抵舌,口不能言,舌不能伸,头不能低,仰面而立,鼻出红涕,若不速治,毒入于脑即死。治法,用刀刺破痈头出血,用盐汤漱净血,吹秘药、碧雪,内服荆防败毒散,再用雄黄化毒丸即愈。

第四十八种　悬丁

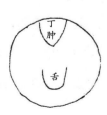

此症因受风热,食煎炒厚味,或重衣叠被,或思虑过度,心火上冲而起。蒂丁卒然紫肿下垂,或偏或正,吞吐不利。治法,切不可用刀针刺破,宜吹秘药、碧雪,或用乌龙尾和炒盐,以小箸点上,用枕枕项,仰卧一时。甚者内服三黄汤,加木通、桔梗,去川芎,或进济阴、清咽、利咽等剂。其垂下偏左或右者,是风多故也,加粘子、防风、荆芥。

第四十九种　痰泡

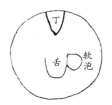

此症乃痰饮乘火[①]流行,凝注舌下,结成泡肿,绵软不硬,有妨言语,作痛不安。治法,吹本,下刀刺破,流出黄痰若蛋清,稠粘难断,捺净,吹冰硼散,内服加味

---

① 火:同治本作"水",千顷本同底本,为是。

二陈、清热如圣等剂。

第五十种　重舌

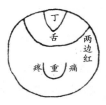

　　此症因心火妄动，或受郁怒酒色而起，舌下生一小舌，久则大舌卷起，疼痛不止，饮食不下，颊①下肿硬。治法，先用追风擦大舌下，次吹本，再针刺大舌两旁及金津、玉液等穴各一针，再刺小舌两旁去血，中间不可下针，如有死皮，须割去，吹秘药、碧雪。日久有脓，则刺破出脓，吹生肌散。初起未成脓者，服黄连泻心汤或学士汤。如起五六日欲作脓者，不必用前药，宜用千金内托散托之，待脓熟则破，出尽即愈。小儿亦多患此，可吹本、秘、碧雪，用针刺出两旁恶血即愈矣。如畏刺，

————————

　　① 颊：原作"颒"，据千顷本改。

亦服黄连泻心汤,轻者可消。

第五十一种　莲花钳舌

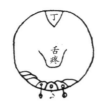

　　此症因心经积热及气郁劳伤,或过食
炙煿,受风热而起。舌下肿痛,出五峰似
莲花之状,有三峰者轻,七峰者重。有痰
者,先用吹风散去痰,次针两边峰上,用刀
刺去恶血,吹秘合碧雪,中尖两瓣乃心之
苗①,切不可用针刺,若刺伤则血出不止,
多伤其命。治法,须看人之老少,病之深
浅,初起服黄连泻心汤并学士汤,日久则
破出脓,服千金内托散托之,脓熟刺破,吹
秘合碧雪,再吹秘合生肌散。

①　苗:千顷本作"穴"。

第五十二种　木舌

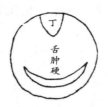

此症因心火太甚而起,舌硬如穿山甲,张口则舌肿如拳,憎寒壮热,语言蹇涩,内服黄连泻心汤,外以秘药合碧雪,及青云、元霜等散吹舌上,肿硬处以小刀点破出血,再刺金津、玉液,出血自愈。若舌上紫肿,名曰紫舌,用飞盐加冰片少许勤搽,出涎自愈,或吹冰硼散。

第五十三种　嗦[①]舌

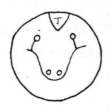

---

① 嗦:千顷本作"弄",《焦氏喉科》作"蛼"。

此症因风热①酒毒积于心经，劳心郁气而起，发于舌，或一眼二眼三眼出血，如对生四眼，则全症也。甚者八九眼，或在舌中，或在两旁，年老者不治，年少者宜服凉膈散，或芩连汤、甘露饮。看眼中有黑心，小者以刀挑去，大者以烂药化去，用阆苑霜洗净，吹本、秘、碧雪。不收口，加生肌散吹之。舌不软，疮孔深烂，皆为不治。

第五十四种　胞舌

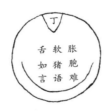

此症因心火上冲，痰随火上，注于舌内，其舌忽然胀满口中，软如猪尿泡状，不疼痛，口流清涎，言语妨碍，饮食难进。治法，于舌下看有青泡②，如蟹眼状，宜吹

---

① 热：千顷本作"痰"。
② 青泡：千顷本作"青筋疱"。

本，用刀挑破，出痰如蛋清，捺净，温汤漱净，吹秘药，加硼砂、元明粉，并时用稀涎散擦舌，内服加味二陈汤，加粘子、连翘、木通、花粉。

一人舌肿胀，出唇外，痛如针刺，医治无效，过一云游僧云：是蜈蚣毒沿碗上，饮食时染中其毒，故致此患，用雄鸡血一小盏浸舌，搽玉枢丹，内服亦可，如无玉枢丹，以雄黄朱砂冰硼散吹之，即愈。

第五十五种　重腭①

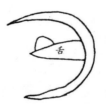

此症心经积热而起，舌上生疮如杨梅之状，外证无寒热，但作事心烦。治法，用窦氏甘桔汤倍栀子，后服黄连解毒汤，吹十叶及秘，不可轻用刀针。或系痰气凝

① 重腭：千顷本作"肿腭"。

结，吹冰硼散及元霜、稀涎等散，内服加味二陈汤及清金化痰等剂。但心经火毒，色红或黑。痰气凝结，色多淡白。宜辨之。

第五十六种　雀舌

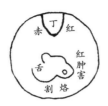

此症乃心膈蕴热，及外感风热气郁劳苦而起，治法，先吹麻药于患处，用钩刀搭住，割去雀舌，下一二烙，吹本、秘，日三四次，内服三黄汤及元参、连翘等剂。如雀舌小者不必割，只以刺破，吹均、秘、碧雪，服凉膈、清心、芩连利咽等剂。疮口不收，吹生肌散合均、秘、碧雪。

按此症或左或右，舌上旁边生出如雀舌之状，疼痛臭烂，或舌上生苔，腮边红肿，俱吹秘药、碧雪及救苦等散。

第五十七种　咂舌痈

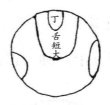

　　此症因风热酒毒湿痰而起，牙根[①]里两边生痈咂舌，舌尖短大是也。两边未破者，吹本及十叶救苦等散，针破去血，吹秘及碧雪。已破者，亦吹本、秘、碧雪，或擦追风、元霜、青云等散于舌上。如两边臭烂，秘药、碧雪加生肌散，倍冰麝吹之，阆苑散噙口内，初起服学士汤，或粘子解毒汤、中和汤，已成脓，服千金内托散。若有痰，亦宜用追风探吐。

---

　　① 根：千顷本作"龈"。

第五十八种　卷舌痈

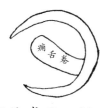

　　此症因风热感于心经，或食煎炒热物而起，生于舌下，或左或右，或正中，其形如枣，如圆眼，肿痛不安，语言不得，舌卷紫硬。初起，吹十叶及本，用刀去血，吹均、秘、碧雪，服清心、泻心等汤，加银花、花粉。日久去脓吹秘药、碧雪，服千金内托散，后用生肌散收口。

第五十九种　死舌痈

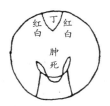

　　此症因久积热毒于心经而起，舌多白苔，死色，如木舌相似，但木舌小而硬，此

证肿而白。治法，以刀刮去白皮，用追风散加片、麝、青皮、干姜末，满口擦之。肿甚，刺金津、玉液二穴去血，吹秘合碧雪，服学士汤，噙阆苑霜，时吹本、秘、碧雪，肿硬渐解，内服清金、双和、利咽等剂，可以渐愈。如舌生黑刺，治不转色，死候也。

按此症如五七日有脓，左右两旁用针上下针之，出脓方愈。舌卷不能言，不治。舌硬不治。

第六十种　舌衄

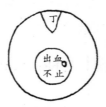

此症因心火炽盛而起，舌上如簪孔，流血不止是也。治法，掺槐花末于舌上血孔处，或用元霜、青云等散，内服四物汤加犀角、丹皮、黄连、黄芩、山栀、蒲黄灰、赤小豆，煎服。

第六十一种　舌上龟纹

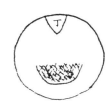

　　此症因思烦太甚，多醒少睡，虚火上炎灼而起。口破，舌上疼痛，状若无皮，色淡，多白斑细点，甚者隐露龟纹，脉虚不渴是也。治法，用四物汤加黄柏、知母，用丹皮、肉桂以为引导，从治法也。外以柳花散搽之。不可认作实火，误用寒凉之剂，故书实火于后，以备参考。

　　按实火者，因膏粱厚味，醇酒炙煿，心火妄动发之。其色红紫，满口烂斑，甚者腮舌俱肿，脉实，口干是也。宜用凉膈散，外搽秘药则愈。如系虚火，口舌生疮，舌干黄硬，作渴者，加减八味丸以滋化源，兼用阆苑散漱口。

第六十二种　牙痈

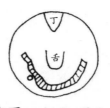

　　此症因脾胃二经阳明之火发于牙龈，生毒如豆大，或如指大，紫色肿硬，疼痛难忍，或头疼，发热憎寒。治法，吹本药，于毒上下刀轻轻点去恶血，不宜深刺，吹秘药、碧雪。头疼恶寒，用荆防败毒散，加升麻、干葛解毒①，后服清胃、凉胃、清脾、济阴等剂，火降自愈。

第六十三种　牙疔

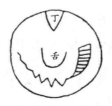

　　此症因食臭毒自死禽兽，或食炙煿厚

---

　　① 毒：千顷本作"表"。

味,或受恶秽之气,触于阳明胃经,故生此症。生于牙缝之中,牙根之上,高肿突起,甚者顶起牙来,痛连腮项,破则流血是也。治法,吹本及十叶,用刀去血,吹秘合碧雪,如长^①大者,先糁麻药于患上,次用钩搭住割去,吹均、秘、碧雪,服三黄、凉膈、清阳散火等剂化之,千金内托托之,时时吹均、秘、碧雪,口噙阆苑霜、噙化丸、咽津丹。

　　按此症发热恶寒,头疼身强,其症在表,宜用荆防败毒散。发热、口渴、烦躁,吹秘。其症在里,用三黄、凉膈加大黄。

第六十四种　牙宣

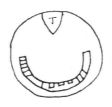

　　此症乃阳明胃经之火上攻而宣露也。

---

　　① 长:同治本作"表",义不顺。千顷本同底本,为"是"。

牙缝出血不止，上属脾，下属胃。吐血痰至斗升者难全，急宜速治，迟者不起。治法，阆苑霜、瑶池露嗽净，吹秘药、碧雪，塞楝裘丹，内服清胃散、犀角地黄汤、止血四汤、甘露饮。又有胃中虚火动而牙缝烂，致淡血流渗不已，不可用上药，宜服补中益气、双和化痰、生地连翘等剂，吹人中白散。如相火上冲，元阳不敛，以致唇中齿缝出血，此任督二脉受病，宜吹秘合碧雪，内服八味丸、紫琼膏。

第六十五种　兜腮痈

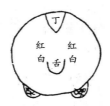

　　此症因风热湿毒而起，生于腮下两边，或左或右，外肿处用金箍散敷之，或用小赤豆研末，鸡子清调敷。内肿吹十叶合秘，下刀去血，日久去脓。初起头疼，发热憎寒，用荆防败毒散，后用学士汤。日久

不消,服千金内托散。如内消外溃,漫肿
皮厚,脓不得出,或用火针刺去脓,贴膏
自愈。

第六十六种　两腮肿黑症

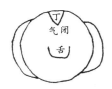

　　此症因受湿热而起,汗出过多所发,
面黑,项下肿,两腮边肿,喉中气闭。治
法,用滚水一盆洗手足,喉中出气,先针少
阴少阳四穴,无血,不可治,有血者可治,
先用追风散探去风痰,次吹本、秘合碧雪、
均末,内服甘桔二陈汤及解疫、双和等剂。
其颊内及牙尽处,并宜追风去痰,亦有风
串入牙,以致牙根脓出齿落者,用秘药,以
蜜调,敷上。

第六十七种　出汗生痈

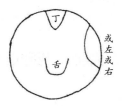

　　此症与前受病同。治法，吹追风散，用刀去血，吹秘，服三黄、甘桔、二陈等汤。肿不消，仍用刀去血，吹秘加均末、本药、碧雪，合而吹之。若有痰，用元明醋探吐，日久有脓，服千金内托散。刀口不收者，生肌散吹之。

第六十八种　喉闭

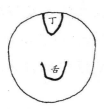

　　此症因伤寒遗毒不散，八九日后喉中肿闭，乃热毒入于心脾二经故也。急服四七气汤二三剂，次吹十叶及秘，噙冰梅丸，

后服蠲毒流气饮。如因遗毒，舌出不收，用冰片糁舌上即愈。

第六十九种　阴疮

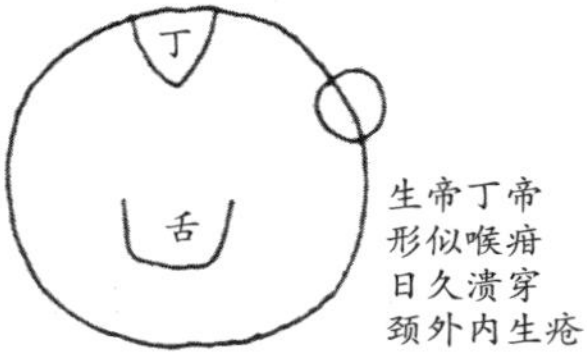
丁
舌
生帝丁帝
形似喉痈
日久溃穿
颈外内生疮

此症因受风湿郁结，食煎炒炙煿而成，或左或右。治法，用滚水一大盆，不时洗手足。开脾胃，服二陈汤。外敷金箍散，内吹秘药入疮口，过一日，将药水洗净，以八宝膏贴之，十三四日换白膏。如疮口不收，穿破喉，用紫霞云熏口内，如烟出疮口，服三黄汤加回春散，再用番白草、黑丑、五加皮、鲜皮，四味各等分，为细末，和入回春散①内服，又宜服学士汤、还魂饮。如有脓，服内托散。男用女吮，去脓，忌发物。初起用学士汤去皂刺加大黄三

① 回春散：千顷本作“三黄回生散”。

钱,后用回春散、内补汤。

第七十种　喉肿

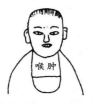

　　此症起于脾经,因食煎炒油腻等物,及饮酒太过而行房事,以致毒气不能流行,聚结喉根,若不速治,毒闭即死。治法,先用追风去痰涎,后吹秘药、碧雪,次服顺气香砂饮①。

第七十一种　锁喉痈

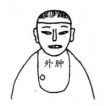

　　此症因心经热气,小肠邪风,发于听

----

　　① 顺气香砂饮:千顷本作"八正顺气汤"。

会之端,注于悬肤①之侧,初生如痰不能饮食,闭塞难通,红肿发热。其有脓软而胀肿者,针之。初起,用生地黄连翘散。内闭者,牛黄清心丸。日久者,内托散。吹秘加生肌,贴白膏。初起,用蜒蚰同麝、片、橄榄,捣敷之,妙。

第七十二种　虾蟆毒

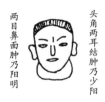

两目鼻面肿乃阳明

头角两耳结肿乃少阳

此病乃感四时不正之气而起,初起与风寒相似,惟耳项发肿,毒入喉间,肿痛,吞吐不利,沿门传染是也。初起寒热交作,体强头疼,脉浮紧数,为邪在表,用荆防败毒散。如两目鼻面肿者,乃正阳明受病,发热,便闭,口干,多热少寒,脉数有力者,为邪在里,用五利大黄汤下之。又头角、两耳前后结肿者,乃手少阳经受病,其

---

① 悬肤:《疮疡经验全书》作"悬膺"。

患耳鸣筋痛，寒热呕吐，口苦咽于，烦躁特甚，当以知母石膏汤加小柴胡汤和之，通用防风通圣散，加牛子、元参，解毒攻里。劳役凶荒，沿蔓传染用普济消毒饮、藿香①正气散以安之。表里俱解，肿仍不消，喉间壅塞，必欲作脓，宜托里消毒散，加白芷、皂刺托之。脓成腹痛者，针之。如已溃，体倦食少，补中益气汤。脓秽，脾虚，食而呕吐者，香砂养胃六君子。溃而不敛，千金大补汤。又有毒中三阴三阳，项以上俱发肿者，光如水色，双目合缝，唇似猪形，口角流涎，肿胀不消，声音不出，饮食不入，咽喉肿闭，牙关难开，破流臭水，秽气连绵不绝者，不治。年时荒饥，时毒流行传染者，忌用攻发，当和解以养正气。

---

① 香：原作"枳"，据方名及千顷本改。

后　　跋 ①

　　呜呼,方不对症,症不一方,矧死生存亡,咽喉要道哉 ②。兹辑诸方,皆施治神效,故备列之,以济世。其汤引名目载入图本方论者,十之七;不载者十之三,变而通之,神而明之,俱可奏功于反掌。如谓方论所不载,即应验之难期,是胶柱鼓瑟,契 ③ 舟求剑之说也。至其中有药为临症所必需而殊难猝辨者,如本药、秘药、阆苑霜、蓬莱雪、十叶散、碧雪丹、八宝膏、紫琼膏,以及午后、年干之类,仓猝 ④ 需用求之不得,以致滨于危而终于死者多矣。奉劝有力之家,乐善之士,预为修制 ⑤,以济燃

---

　　① 后跋:尊仁本、梦蕉抄本并存此跋,后世均脱。

　　② 要道哉:梦蕉抄本作"要害之地也"。

　　③ 契:梦蕉抄本作"刻"。

　　④ 猝:梦蕉抄本作"立"。

　　⑤ 制:梦蕉抄本作"合"。

眉,庶几方不虚传,人我咸登寿域,仁人君子①祈其勉旃。

---

① 君子:梦蕉抄本作"义士"。

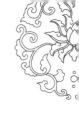

附：午后、年干制法

制午后方：取白马粪不拘多少，用井华水捣搅，浸一宿去渣秽，澄清取粉，晒干，用绢包紧扎，入长流水浸一宿，取起，更入井华水搅匀，去滓，取净粉备用。

制年干方：取多年露天粪缸内白碱，用天泉水浸三宿，晒干，用桑柴火煅，取出研粉，绢包紧扎，入长流水浸一宿，去秽，入井华水搅匀，澄粉备用。

口 齿 类 要

明·薛己　原著

郭君双　赵　艳　点校

内容提要

　　《口齿类要》是我国现存最早的一部口腔病专著,是由明代著名医家薛氏父子所撰著。薛铠,江苏吴县人,以儿科名世,后征入太医院医官,著有《保婴撮要》。其子,薛己,幼受庭熏,精谙医籍方书,1506年至1532年任太医院院判及院使。己初为疡医,后以内科闻名,一生著作宏富,涉猎百家,精究内、外、妇、儿、骨伤、口齿诸科,其代表作有《内科摘要》《疬疡机要》《正体类要》《女科撮要》《保婴撮要》《保婴粹要》《保婴金镜录》《口齿类要》,收载于《家居医录》或《薛氏医案》中。

　　本书论及病类12种,验案81首,附方70首。内容虽然短小,但薛氏对口腔疾病病名以及病因机制的阐述有独到之处。提供自己诊治或友朋受惠得安的验案个例真实可靠。疾病辨证明确，治方选用圣贤名方为主治，临证药味加减贴近病情，疗效显著。此书是一部具有临床实用价值的医书。

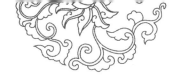

点校说明

　　薛己著《口齿类要》一卷（或不分卷），收载于《薛氏医案》二十四种、十六种及《家居医录》中，该书是我国现存最早的一部口腔病专科著作。书中涉及唇、舌、齿、喉常见病及危害人类健康的口腔科疾病，如复发性口腔溃疡、剥脱性唇炎、舌下腺炎、牙周病、牙龈炎、慢性咽炎、急性喉炎、口腔癌、舌癌等病种和几种五官孔窍意外伤害，全书归纳为 12 类疾病，随证列举典型案例 81 首，附方 70 首，针方 1 首。文字简炼，切用临床。

　　该书反映了薛氏父子的论治特色。①运用脏腑、经络、三焦理论，对五官苗窍临床表现予以病因机制分析，指导治则及方药的运用。如唇病治在脾（气与血），久病、劳倦相关于肾，论治中注意协调脾、肾互相依存关系。口疮，上焦多实热，中焦虚寒，下焦阴火，故上焦治在清热，中焦升阳益气，下焦益元气补命门，然也有不拘泥此者，有肝脾火动者，肺肝火证者，均应因人因病而宜。齿病治在肾，临证又以循行经络以定脏腑，齿痛手足阳明经胃热居多，齿摇、肿痛连脑以足少阴经肾经风寒所为，龋齿多为胃火湿热，辨治灵活，切中机要。②注意患者的个体差异，详审病因。综观81首案例，多数提及患者的职业、嗜好、情志因素、既往用药史，为医生诊断提供病因线索，结合临床表现，既能注意主证的机制，又不忽略兼证存在。标本兼顾，故显效率高。③善用古方化裁，加减灵活。上迄仲景半夏、小柴胡汤，下至刘、李、张、朱四大医家名方，如防风通圣丸、凉膈散、补中益气汤、当归补血汤、越鞠丸、归脾丸等方剂应用最多。临证以这些方剂为主方，然后结合兼证加减药味。论治思路清楚，选方准确，加减变化更贴近病情。④用药清热与温补，以病机为先。70首方剂中,运用清热剂16首,温补35首,其他19首。上焦、口、舌疮疡,清热剂居多,中下焦虚寒、脾虚、命门火衰,或寒凉过剂,老弱者多用温补,总以病机为用药原则。⑤急症用外治法,取效快捷。咽喉闭塞急症,外用药物喷喉,取涎开窍,针刺少商出血急救,方法简便灵活。

据《明史·艺文志》卷九十九记载:《家居医录》十六卷,应为早期刊本,约在嘉靖年间(1522一1566年)。惜现有馆藏皆为残卷,而上海中医学院馆藏残卷《口齿类要》未见序、跋及刊年。流传最广的为《薛氏医案》二十四种,最早的刊本为万历本(1577一1620年)。《薛氏医案》十六种,最早为崇祯元年刊本(1682年),各地馆藏以清刊本为主,如书业堂、博古堂、渔古山房等。本次整理选用讹误较少、与《家居医录》本相近的四库本为底本;主校本有《家居医录》本(简称"家居本")、博古堂本、书业堂本、渔古山房本;本校、他校本有《保婴撮要》《内科摘要》《内外伤辨》《御药院方》《三因极一病证方论》等书。

文字处理:明显讹误径改,(末)一未,烦(燥)—烦躁;药物用规范字,(蓬)砂—硼砂,(葫)芦巴—胡芦巴,白(藓)皮—白鲜皮,(管仲)—贯众,(宿)砂仁—缩砂仁;讹误脱漏者,以版本为依据改正、补脱,出校说明。方药主治、组成、剂量有误者,以版本为据,或以最早方源文献记载为据,补改。注释原则因明代早期职官状况复杂,故出注说明,供读者参考。

本书内容短小,但口腔疾病论治经验丰富而实际。加强对古代名家验案的研究,将对中医基础理论研究有所裨益,对临床研究者有积极指导意义。

本书整理得到山东省古籍办的经费支持,在此致谢。

郭君双

2001 年 12 月

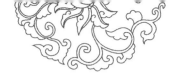

目　　录

茧唇一

《内经》云：脾气开于口。又云：脾之荣在唇。盖燥则干，热则裂，风则瞤①，寒则揭。若唇肿起白皮皱裂，如蚕茧，名曰茧唇。有唇肿重出如茧者、有本细末大如茧如瘤者。或因七情动火伤血，或因心火传授脾经，或因厚味积热伤脾。大要审本证察兼证，补脾气，生脾血，则燥自润，火自除，风自息，肿自消。若患者忽略，治者不察，妄用清热消毒之药，或用药线结去，反为翻花败证矣。

治验

州守刘克新，患茧唇，时出血水，内热口干，吐痰体瘦，肾虚之症悉具，用济阴地黄丸，年许而愈。

---

① 瞤：《说文》：瞤，目动也。引申为肌肉抽搐。

一儒者，因劳役感暑，唇生疮，或用四物加黄柏、知母之类而愈。后复作，彼仍用前药益甚，腹中阴冷。余用补中益气汤加茯苓、半夏，治之而愈。

儒者杨国华，因怒，唇口两耳肿痛，寒热。余谓怒生热，热生风，用柴胡山栀散，数剂而愈。

一男子素善怒，唇肿胀，服清胃等药，时出血水，形体骨立。余用补中益气加半夏、茯苓、桔梗，月余唇肿渐消，元气渐复，又以四物加柴胡、炒栀、丹皮、升麻、甘草数剂，乃去栀加参、术而痊。

一妇人怀抱久郁，或时胃口嘈辣，胸膈不利，月水不调而衰少，日晡发热，食少体倦，唇肿年余矣。余用归脾汤加姜汁、炒黄连、山栀，少佐吴茱萸，嘈辣顿去。饮食少进，乃去黄连，加贝母、远志。胸膈通利，饮食如常，又用加味逍遥散、归脾汤，间服百余剂，月水调而唇方愈。

一妇人怀抱久郁，患茧唇，杂用消食

降火,虚证悉具,盗汗如雨。此气血虚而有热也,用当归六黄汤(内黄芩、连、柏俱炒黑)二剂而盗汗顿止。乃用归脾汤、八珍汤^①兼服,元气渐复。更以逍遥散、归脾汤,间服百余剂而唇亦瘥。

一妇人唇裂内热,二年矣。每作服寒凉之剂,时出血水,益增他症,余用加味清胃散而愈。后因怒,唇口肿胀,寒热而呕,用小柴胡加山栀、茯苓、桔梗,诸症顿愈,复用加味逍遥散而康。

一妇人善怒,下唇微肿,内热体倦。用化痰药,食少作呕,大便不实,唇出血水;用理气消导,胸膈痞满,头目不清,唇肿经闭;用清胃行血,肢体愈倦,发热烦躁,涎水涌出。余曰:此七情损伤肝脾,误行克伐所致。遂用济生归脾汤,食进便实;用加味逍遥散,肿消热退;用补中益气汤,脾健涎止。后因怒,寒热耳痛,胸膈胀闷,唇焮肿甚,此怒动肝火,而伤阴血,用

---

① 汤:原作散,据附方方名改。

四物合小柴胡加山栀顿愈。又因怒，胁乳作胀，肚腹作痛，呕吐酸涎，饮食不入，小水不利，此怒动肝木而克脾土，用补中益气加川芎、芍药而愈。又劳役怒气，饮食失节，发热喘渴，体倦不食，下血如崩，唇肿炽甚。此肝经有火，不能藏血，脾经气虚，不能摄血，用补中益气加炒黑山栀、芍药、丹皮而愈。

一男子内热作渴，咳唾痰涎，大便干涩，自喜壮实，问治于余。余曰：此脾肾阴虚阳旺之证，当壮水之主。不信，自服二陈、芩、连之类。次年下唇渐肿，小便赤涩，执守前药，唇出血水，大便黑块，小便淋沥，请余往治。余曰：大便结黑，小便淋沥，肝肾败也；唇口肿白，脾气败也。辞不赴，竟殁。

一妇人月经不调，两足发热。年余后而身亦热，劳则足腿酸疼；又年余，唇肿痛裂；又半年，唇裂血出，形体瘦倦，饮食无味，月水不通，唇下肿如黑枣。余曰：此肝脾血虚火证。彼不信，用通经等药而死。

一妇人善怒，唇肿，或用消毒之药，唇胀出血年余矣。余曰：须养脾胃滋化源，方可愈。彼执用前药，状如翻花瘤而死。

口疮二

口疮，上焦实热，中焦虚寒，下焦阴火，各经传变所致，当分别而治之。如发热作渴饮冷，实热也，轻则用补中益气汤，重则六君子汤。饮食少思，大便不实，中气虚也，用人参理中汤。手足逆冷，肚腹作痛，中气虚寒也，用附子理中汤。晡热内热，不时而热，血虚也，用八物加丹皮、五味、麦门。发热作渴，唾痰，小便频数，肾水亏也，用加减八味丸。食少便滑，面黄肢冷，火衰土虚也，用八味丸。日晡发热，或从腹起，阴虚也，用四物、参、术、五味、麦门。不应，用加减八味丸。若热来复去，昼见夜伏，夜见昼伏，不时而动，或无定处，或从脚起，乃无根之火也，亦用前丸，及十全大补加麦门、五味，更以附子末，唾津调搽涌泉穴。若概用寒凉，损伤生气，为害匪轻。

治验

秋官①赵君言，口舌生疮，劳则体倦，发热恶寒。此内伤气血之证，用补中益气加五味、麦门而愈。

进士刘华甫，口舌生疮，午前热甚，脉数而有力，用清心莲子饮稍愈。更以四物二连汤痊愈。后因劳役，日晡发热，脉数而无力，用四物加参、术、柴胡少瘥。但体倦口干，再用补中益气汤而愈。

武库②刘君，口舌生疮，口干饮汤。乃胃气虚而不能化生津液也，用七味白术散而痊。

廷评③曲汝为，口内如无皮状，或咽喉作痛，喜热饮食。此中气真寒，而外虚热也，用加减八味丸而愈。

---

① 秋官：明初废中书省，设春、夏、秋、冬为辅官，秉承帝意办事。

② 武库：明代兵部下设的吏司：武选、职方、车驾、武库。

③ 廷评：掌刑狱的官名，又称"廷尉平"。

儒者费怀德，发热，口舌状如无皮，用寒凉降火药，面赤发热，作呕少食，痰涎自出。此脾胃复伤虚寒而作也，用附子理中汤，以温补脾胃。用八味丸，补命门火，乃愈。

一男子口糜烂，脉数无力。此血虚而有火，用四物加茯苓、白术，少用黄柏、知母，治之而愈。

地官李孟卿子新婚，口舌糜烂，日晡益甚，用八珍汤加五味、麦门，而口疮愈。更用加减八味丸，而元气实。

一男子唇舌生疮，口苦作呕，小便淋涩。此肝脾火动，以小柴胡加山栀、酸枣仁、远志、麦门，诸症渐愈。但晡热体倦，用四物、柴胡、山栀而愈。又加白术、茯苓、炙草而安。

一儒者口苦而辣。此肺肝火证，先以小柴胡加山栀、胆草、茯苓、桑皮而渐愈。更以六君加山栀、芍药而痊瘳。若口苦胁胀，小便淋沥，此亦肝经之病，用六味丸，以滋化源。

一男子口臭,牙龈赤烂,腿膝痿软,或用黄柏等药益甚,时或口咸。此肾经虚热,余用六昧丸悉瘥。

一妇人口苦胁胀,用小柴胡、山栀、黄连少愈。更以四君子加芍药、当归、柴胡而瘥。

一妇人每怒口苦,发热晡甚,以小柴胡合四物二剂,更以四物加柴胡、白术、茯苓、丹皮而愈。

一妇人每怒则口苦兼辣,头痛胁胀,乳内刺痛。此肝肺之火,用小柴胡加山栀、青皮、芎、归、桑皮而安。后劳兼怒,口复苦,经水顿至,用四物加炒芩、炒栀、炒胆草一剂,更以加味逍遥散而康。

齿痛三

齿者肾之标，口者脾之窍。诸经多有会于口者，齿牙是也。徐用诚先生云：齿恶寒热等症，本手足阳明经；其动摇脱落，本足少阴经；其虫疳龈肿，出血痛秽，皆湿热胃火，或诸经错杂之邪，与外因为患。治法：湿热甚而痛者，承气汤下之，轻者清胃散调之；大肠热而龈肿痛者，清胃散治之，重则调胃丸清之；六郁而痛者，越鞠丸解之；中气虚而痛者，补中益气汤补之；思虑伤脾而痛者，归脾汤调之；肾经虚热而痛者，六味丸补之；肾经虚寒而痛者，还少丹补之，重则八味丸主之；其属风热者，独活汤；大寒犯脑者，白芷散；风寒入脑者，羌活附子汤。病症多端，当临证制宜。

治验

　　宗伯毛三江，胃经虚热，齿牙作痛，用补中益气加熟地、丹皮、茯苓、芍药寻愈。

　　廷尉张中梁，齿动，或用清胃散，肢体倦怠，饮食少思，牙齿作痛。余曰：此脾肾亏损，用安肾丸、补中益气汤兼服。外用羌活散而愈。或牙根溃烂，如喜寒恶热者，乃胃血伤也，用清胃散。若恶寒喜热者，胃气伤也，用补中益气汤。

　　杨考功，齿痛作渴，属脾胃虚弱，阴火炽甚，用补中益气加酒炒黑黄柏四剂，又服加减八味丸，诸症顿愈。又用补中益气汤而痊愈。

　　王侍御，齿摇龈露，喜冷饮食。此胃经湿热，先用承气汤以退火，又用清胃散以调理而齿固，继用六味丸以补肾水，羌活散以祛外邪而寻愈。

　　王吏部，患齿痛，或用祛风等剂，更加寒热体倦，懒食欲呕，彼以火盛。余曰：病因元气不足，前药复伤。遂用补中益气加茯苓、半夏，元气复而诸症愈。

郭职方，善饮，齿痛腮颊焮肿。此胃经湿热，用清胃散加干葛、荆、防而愈。

郑吏部，仲冬牙痛连脑。此肾经风寒所犯，用羌活附子汤一服即愈。此证不问冬夏，肾虚者多患之，急用此药可瘳，缓则不救。

朱工部，午后有热，遇劳遗精，其齿即痛。此脾肾虚热，先用补中益气送六味丸，更以十全大补汤而愈。

党吏部，齿根肿痛，焮连腮颊。此胃经风热，用犀角升麻汤即愈。

表兄颜金宪，牙痛，右寸后半指脉洪而有力。余曰：此大肠积热，当用寒凉之剂。自泥年高，服补阴之药，呻吟彻夜。余与同舟赴京，煎凉膈散加荆、防、石膏，与服一盏即愈。

大尹① 余时正，素善饮，齿常浮痛，腹

————————

① 大尹：古代官名，后世多指近臣得宠者。

痛作泻。此酒积伤脾，食后用清胃散，食前解醒汤而愈。

膳部钟复斋，每劳心则齿缝胀而不能咀嚼。此元气虚弱，先用补中益气汤而痊。更用十全大补汤，虽劳不作。

儒者柴济美，善饮，牙蛀不生，或时作痛，用桃仁承气汤二剂，又以清胃散加山栀、葛根，外搽升麻散，其牙复出。

一男子晡热内热，牙痛龈溃，常取小虫。此足三阴虚火，足阳明经湿热，先用桃仁承气汤二剂，又用六味地黄丸而愈。

一男子患齿痛，饮食难化，大便不实。此脾肾不足，用还少丹而愈。

一男子每足发热，牙即浮痛。此足三阴虚火，用加减八味丸，而不复作。

一男子齿浮作痛，耳面黧色，口干作渴，日晡则剧。此脾虚弱也，用补中益气汤、加减八味丸而愈。

一妇人因怒齿痛，寒热作呕，用清胃等药益甚。此肝火伤胃，寒药复伤，用六君子加芍药、柴胡、山栀而愈。

一妇人胃中嘈辣，甚则热痛，后患齿痛。此胃火生痰也，用二陈加芩、连下越鞠丸而瘳。

一妇人发热齿痛，日晡益甚，月水不调。此脾经血虚所致，用逍遥散加升麻寻愈。后因怒复痛，仍以前药加川芎而痊。

一妇人因怒，牙痛寒热。用小柴胡加芎、归、苓、术、山栀而疼痛止，用加味逍遥散，而寒热退。

荆妇，每产后齿根皆动，必逾日乃止。后复怀妊，临月时，立斋翁偶至，言及此症，留十全大补汤二剂，令产后煎服，齿不复动矣，果如言。愚奇其神异，敢缀数言，附之卷末。后有作者，皆得观法焉，则先生之德，垂之永久矣。后学吴江史羊生顿首谨书。

貌云叔父芝岩先生，齿根浮肿，痛不可忍，命貌求治于立翁先生。翁曰：齿痛龈浮而不动，属于坤土，乃足阳明脉所贯络也,因胃有湿热故尔。用清胃散加山栀、玄参进一服,应手而瘥。貌谨记其梗概,以附医录,将俾后之学医者,有所准则云。嘉靖丁未仲秋,晚眷生[①]郁貌顿首拜书。

---

① 晚眷生:指郁貌氏为薛立斋的晚辈眷属。

舌症四

《经》言：舌乃心之苗。此以窍言也。以部分言之，五脏皆有所属；以症言之，五脏皆有所主。如口舌肿痛，或状如无皮，或发热作渴，为中气虚热；若眼如烟触，体倦少食，或午后益甚，为阴血虚热；若咽痛舌疮，口干足热，日晡益甚，为肾经虚火；若四肢逆冷，恶寒饮食，或痰甚眼赤，为命门火衰；若发热作渴，饮冷便闭，为肠胃实火；若发热恶寒，口干喜汤，食少体倦，为脾经虚热；若舌本作强，腮颊肿痛，为脾经湿热；若痰盛作渴，口舌肿痛，为上焦有热；若思虑过度，口舌生疮，咽喉不利，为脾经血伤火动；若恚怒过度，寒热口苦，而舌肿痛，为肝经血伤火动。病因多端，当临时制宜。凡舌肿胀甚，宜先刺舌尖，或舌上，或边傍，出血泄毒，以救其急。惟舌下廉泉穴，此属肾经，虽宜出血，亦当禁针，慎之。

治验

工部徐检斋，口舌生疮，喜冷饮食，或咽喉作痛，大便秘结。此实热也，用清凉饮，治之而愈。

仲侍御，多思虑，舌作痛，用苦寒降火药，发热便血，盗汗口干，肢体日瘦。此脾气亏损，血虚之热，用加味归脾汤而愈。

一男子不慎酒色，冬喜饮冷，舌常作痛，小便频数，舌裂痰盛。此肾水枯涸，阴火无制，名下消，用加减八味丸而愈。若寸脉洪数有力，多饮少食，大便如常，口舌生疮，大渴引饮者，名上消，是心移热于肺，用白虎汤加人参治之。若关脉洪数有力，喜饮冷，小便黄，大便硬而自汗者，名中消，调胃承气汤下之。

学士吴北川，过饮，舌本强痛，言语不清，痰气涌盛，肢体不遂。余作脾经湿痰治之而愈。

秋官郑①，过饮，舌本强痛，言语不清。此脾虚湿热，用补中益气加神曲、麦芽、干葛、泽泻而愈。

一膏粱之人患舌痛，敷服皆消毒之药，舌肿势急。余刺舌尖及两傍，出紫血杯许，肿消一二，更服犀角地黄汤一剂。翌早复肿胀，仍刺出紫血杯许，亦消一二，仍服前汤。良久舌大肿，又刺出黑血二杯许，肿渐消。忽寒热作呕，头痛作晕，脉洪浮而数，此邪虽去而真气愈伤，与补中益气倍用参、芪、归、术，四剂而安，又数剂而愈。

一妇人善怒，舌痛烦热，用降火化痰等药，前症益甚，两胁作胀，服流气饮，肚腹亦胀，经行不止。此肝虚不能藏血，脾虚不能统血，用加味归脾加麦门、五味而愈。若因暴怒而患前症，用小柴胡加丹皮、山栀；血虚者，用八珍加参、术、柴胡、

---

① 郑：底本此下有"缺"字，后世传本删之，故出校语以示原貌。

山栀、丹皮；虚甚，须加炮姜。

一男子舌下牵强，手大指次指不仁，或大便秘结，或皮肤赤晕。此大肠血虚风热，用逍遥散加槐角、秦艽而愈。

一妇人冬患脑疽，肿痛热渴，脉洪数实。余用清热消毒散，溃之而愈。次年三月，其舌肿大，遍身患紫疔如葡萄，不计其数，手足尤多。各刺出黑血，服夺命丹七粒，出臭汗，疮热益甚，便秘二日，与大黄、芩、连各三钱，升麻、白芷、山栀、薄荷、连翘各二钱，生草一钱，水煎三五沸服，大小便出臭血甚多，下体稍退。乃磨入犀角汁，再服。舌本及齿缝出臭血，诸毒乃消，更与犀角地黄汤而愈。

一妇人善怒，舌本强，手臂麻。余曰：舌本属脾土，肝木克之故耳。治以六君子加柴胡、芍药而愈。

先兄口舌糜烂，痰涎上壅，饮食如常，遇大风欲仆地。用补中益气汤，及八味丸即愈。间药数日仍作，每劳苦则痰盛目赤，漱以冷水，舌稍愈，顷间舌益甚，用附子片噙之即愈，服前二药诸症方痊。

喉痹诸症五

喉痹,谓喉中呼吸不通,语言不出,而天气闭塞也。咽痛、嗌痛者,谓咽喉不能纳唾与食,而地气闭塞也。喉痹、咽嗌痛者,谓咽喉俱病,天地之气皆闭塞也。当辨内外表里虚实而治之。若乡村所患相同者,属天行运气之邪,治法当先表散。大忌酸药搽点,寒药下之,恐郁其邪于内,而不得出也。其病有二:

其一属火。《经》云:少阳所至为喉痹。又云:少阳司天之政,三之气,炎暑至民病喉痹,用仲景桔梗汤,或面赤斑者属阳毒,用阳毒诸方汗之可也。

其二属阴湿。《经》云:太阴之盛,火气内郁成喉痹。又云:太阴在泉,湿淫所胜,病嗌肿喉痹,用《活人》半夏桂枝甘草汤，或面青黑者，属阴毒，用阴毒①法可汗之。

萧山先生云：喉痹不恶寒，及寸脉大滑实于关尺者，皆属下证。宜硝石、青黛等寒药降之，或胆矾等酸剂收之。韩祗和先生云：寸脉大于关尺者宜消阳助阴。东垣先生云：两寸脉实，为阳盛阴虚，下之则愈。故予遵此法以治前症，如鼓应桴也。

陈无择治喉痹不语，用小续命加杏仁七个，煎服甚效。《本草》治中气急喉痹欲死，白僵蚕为末，姜汁调下立愈。丹溪云：僵蚕属火，而有土与水，得金气而成。治喉痹者，取其火中清化之气，以从治相火，散浊逆结滞之痰。

陈藏器每治脏寒咽闭，吞吐不利，用附子去皮脐炮裂，以蜜涂炙，蜜入内，含之勿咽云。

孙押班治都知②潘元从喉闭，孙以药

---

①用阴毒：此三字原脱，依上文句式及家居本补。

②都知：内府官名。

半钱,吹入喉中,少顷吐出脓血,立愈。潘诣孙谢曰:大急之患,非明公不能救,救人之急,非药不能疗,赠金百两,愿求方以济非常之急。孙曰:用猪牙皂角、白矾、黄连各等分,置新瓦上,焙干为末。既授其方,不受所赠。

谦甫云:戊辰春,乡村病喉痹者甚众,盖前年终之气,及当年初之气,二火之邪也。用甘桔汤加芩、连、半夏、僵蚕、鼠粘子、葛根等剂发之。虚加参、芪、当归之类。水浆不入,先用解毒雄黄丸,醋化灌之,痰出更灌姜汁,服前药无不神验。若用胆矾酸寒点过者皆不治,盖邪郁不出故也。以上治法,《内经秘旨》救生之良法,故录之,见《医学纲目》。

治验

廷平张汝翰,患喉痛,日晡益甚。此气血虚而有热,用八珍汤而愈。后每入房,发热头痛,用补中益气加麦门、五味及六味丸常服，后不复作。

秋官叶常蕃，素阴虚，因怒忽喉肿，寒热头痛，项强目直，小便自出。此皆肝火之证，肝主筋膜，火主肿胀，火旺则血涸筋挛，目系紧急，颈项如拔，阴挺痿痹，则小便自遗。遂刺患处出毒血，用四物、柴胡、山栀、玄参、甘草而苏。再用六味丸料，以生肝血滋肾水，诸症悉愈。

太守叶 ①，咽喉肿痛，痰涎不利，手足发热，喜冷饮食，用清咽利膈汤二剂。不应，刺少商穴，喉少宽，痰从鼻出如胶，患处出紫血稍宽，至七日咳出秽脓而愈。

一儒者三场毕，忽咽喉肿闭，不省人事，喘促痰涌，汗出如水，肢体痿软，脉浮大而数。此饮食劳役，无根虚灭上炎，用补中益气加肉桂，一剂顿苏。

义士顾克明，咽喉作痛，至夜发热。此肝肾阴虚之热，用四物加酒炒黑黄柏、知母、麦门、五味，治之而愈。后因劳咽喉

_____

① 叶：底本此后有"缺"字。

肿闭，刺患处出血，用桔梗汤，吐痰而消。至仲夏干咳声嘶，作渴发热，日晡足热，用滋肾丸、加减八味丸，间服三月余，喜其年富，谨疾得愈。

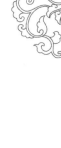

喉痛六 附：乳蛾、悬痈、杨梅疮

丹溪先生云：咽痛属血虚，用四物加竹沥。阴虚火上炎者，必用玄参；气虚加人参、竹沥。又云：咽喉肿痛有阴虚阳气飞越，痰结在上者，脉必浮大，重取必涩，去死为近。宜人参一味，浓煎，细细饮之。如作实证治之，祸在反掌。此发前人未发，救无穷之天柱。余更以上焦风热积热，及膀胱阴虚等证，一二于后。

治验

通府李朝用，咽喉肿痛，口舌生疮。此上焦风热，先用荆防败毒散二剂，喉痛渐愈。又以玄参升麻汤，口舌遂愈。

地官黄北盘，喉痛，作渴饮冷，大便不通。此上下表里实热，用防风通圣散，治之顿愈。

地官胡诚甫，咽喉燥痛。此肾经膀胱虚热，用四物加黄柏、知母、玄参，四剂少愈。更以人参固本丸，一剂不复发。

职方卢抑斋，咽喉肿痛，两目蒙昧，小便赤涩。此膀胱湿热，用四苓散加黄柏、黄连、知母、茵陈、防己，治之而顿愈。又用六味地黄丸而瘥。

儒者王文远，咽喉肿痛，口舌生疮，劳则愈甚。余为脾肺气虚，膀胱有热，以补中益气加玄参、酒炒黑黄柏、知母稍愈，乃去黄柏、知母，加山茱、山药乃瘥。

一儒者年逾五十，咽喉痛，服凉药，或过劳痛愈甚。此中气虚热，以补中益气加炒黑芩、连，四剂而愈，乃去芩、连，又数剂瘥愈。

一儒者脚发热则咽喉作痛，内热口干，痰涎上涌。此肾经亏损，火不归经，用补中益气加麦门、五味，及加减八味丸而瘥愈。

一老人咽喉痛，小便数而赤，日晡尤

甚。此膀胱阴虚，当滋化源，以补中益气加酒炒黑黄柏、知母二味，四剂咽痛稍可，乃去二味加以山茱、山药、麦门、五味，顿愈。

一男子咽喉肿痛，药不能下，针患处出紫血少愈，以破棺丹噙化，更用清咽利膈散而愈。

一男子素善饮，咽喉作痛，内热作渴，小便不利，饮食如常。此膀胱积热，用四苓散加茵陈、大黄，四剂诸症渐退。又用清心莲子饮而安。

一星士①，劳而入房，喉痛渐闭，痰涎上涌，四肢乍热。此阴虚阳气飞扬，用补中益气加附子煎灌而愈。

宪副姜时川，癸卯冬就诊于余，右寸浮数有力，口中有疮。余曰：此胃火传于肺也，当薄滋味慎起居。甲辰秋复就诊，尺脉洪数而无力。余曰：此肺金不能生肾水，宜静养以滋化源。彼云：今喉间及耳

---

① 星士：依据星命推测人运气的人。

内，不时燥痛，肢体不时发热。若无根之火殒无疑矣。后谓刘古峡云：立斋谓我之病可疑。至乙巳孟春，古峡谓余曰：姜公之病已如尊料。遂同余往视，喉果肿溃，脉愈洪大，或用泻火之药，反速其殁。

云间吴上舍，年逾五十，咽喉肿痛，或针去血，神思虽清，尺脉洪数，而无伦次，按之微细如无。余曰：有形而无痛，阳之类也。当峻补其阴，今反伤阴血必死。已而果殁。盖此症乃肾气亏损，无根之火炎上为患，惟加减八味丸料煎服，使火归源，庶几可救。

府庠归云桥之内，产后患喉痛，服清热等剂益甚。余诊之，属膀胱经血虚也。盖膀胱之内脉上行，至颈而还，用八珍汤加牡丹皮、柴胡、酒炒黑黄柏，二剂而愈。

嘉靖辛丑仲秋，大方凭几执笔就书，咽喉间偶有痰涎，遂左顾吐之，口未及合而颈骨如摧，莫能转视，至夜增剧，夜发盗汗，手足麻冷，卧起必藉人扶持，稍动则痛连心腹，苦楚万状不可胜数，如是者三四日。得立斋先生视之曰：此怒动肝火，胆得火而筋挛缩。以六味地黄丸料山栀子①、柴胡，以清肝火生胆血。一剂未竟日，而谈笑举动，一一如常矣。接见宾从，俱以为前日之病者罔也。先生之神妙，类多若此。惜乎，不肖疏怠蹇拙，不能尽述。姑以其亲试者，笔之以为明验耳。吴门晚学生沈大方履文，再顿首谨书。

一妇人喉间作痛，两月后而溃，遍身筋骨作痛。余以为杨梅疮毒，先以萆薢汤，数剂而平。更以四物加萆薢、黄芪二十余剂，诸症悉退。

一弥月小儿，口内患之，后延遍身，年余不愈。以萆薢为末，乳汁调服，母以白汤调服，月余而愈。余见《保婴粹要》。

一男子先患喉痛，后发杨梅疮。用轻粉等剂，愈而复发，仍服前药，后又大发，上腭溃烂，与鼻相通，臂腕数颗，其状如

① 山栀子：书业堂本、医学大成本作"加山栀"。

桃,大溃,年余不敛,虚证悉见。余以萆薢汤为主,兼以健脾之剂,月余而安。余见《外科枢要》。

诸骨稻谷发鲠七

治诸骨鲠，用苎麻根杵烂，丸弹子大，将所鲠物，煎汤化下。

一方鱼骨鲠，用细茶、五倍子等分为末，吹入咽喉，立愈。

一方以犬吊一足，取其涎，徐徐咽之，即消。

又方白萼花根捣烂取汁，徐徐咽之，不可着牙。

治稻芒、糠谷鲠喉，将鹅吊一足取涎，徐徐咽下，即消。

治吞钉铁、金、银、铜钱等物，但多食肥羊脂诸般肥肉等味，随大便而下。

一方吞钱，烧炭末，白汤调服，数匙即出。或服蜜升许。或食茨菇，其钱自化。

治吞发绕喉不出，取自乱发作灰，白汤调服一钱。

治吞铁或针，用饧糖半斤浓煎，艾汁

调和服之。

一方磁石，磨如枣核大，钻眼，以线穿令吞喉间，针自引出。或吞银钱金铜铁，磁石须阴阳家用验者。

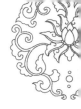

治诸鲠咒法八

子和云：大凡鱼骨麦芒，一切竹木刺鲠于喉间，及发绊不能下，用《道藏经》中一咒法：取东方无根水一碗，先以左手结三台印，将水置印上，后将右手持一剑，诀于水上，虚书一龙字，密咒九遍。咒曰：吾从东方来，路傍一池水，水里一条龙，九头十八尾，问君治何物，专用此间水。连诵九遍，患者饮之，即愈。

误吞水蛭九

　　治误吞水蛭，食蜜即愈。试以活蛭投蜜中，即化为水。屡验。一书云：井中生蛭，以白马骨投之即无，试之亦验。水蛭即蚂蝗也，虽死为末，见水复活。人吞之为害不小，治以前法，无不愈者。

诸虫入耳十

治百虫入耳，用蓝汁①灌之。或葱汁尤良，或猪肉少许，炙香置耳孔边亦出；或用细芦管入耳内，口吸之，虫随出。

蜒蚰入耳，以盐少许搽耳内，即化为水。

蜈蚣入耳，以鸡肉置耳边自出。凡虫毒入腹作胀，饮好酪二升许，化为水，而毒亦消矣。

---

① 蓝汁：即蓝实之汁，有解毒杀虫之功，可外用。

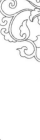

蛇入七窍及虫咬伤十一

　　凡蛇[1]入七窍，劈开蛇尾，纳川椒数粒，以纸封之，其蛇自出。更煎[2]人参汤饮之，或饮[3]酒食蒜，以解内毒。如被蛇咬，食蒜饮酒，更用蒜杵烂涂患处，加艾于蒜上灸之，其毒自解。凡虫毒伤并效。

---

　　① 蛇：原作"虫"，据文义及书业堂本改。
　　② 煎：原作"间"，据家居本、博古堂本改。
　　③ 饮：原作"因"，据家居本、博古堂本改。

男女体气十二

治腋气，五更时，用精猪肉二大片，以甘遂末一两，拌之，挟腋下，至天明。以生甘草一两，煎汤饮之，良久泻出秽物，须在荒野之处，则可恐秽气传人故也，依法三五次，即愈。虚弱者，间日为之，其他密陀僧、胡粉之类，皆塞窍以治其末耳。

附方并注

清胃散　治胃火血燥唇裂，或为茧唇，或牙龈溃烂作痛。

黄连炒　生地黄　升麻各一钱　牡丹皮八分　当归一钱二分

上水煎服。

加味清胃散　即前散加芎、芍、柴胡，治脾胃肝胆经热。

柴胡清肝散　治肝经怒火，风热传脾唇肿裂，或患茧唇。

柴胡　黄芩炒，各一钱　黄连炒　山栀炒，各七分　当归一钱　川芎六分　生地黄一钱　升麻八分　牡丹皮一钱　甘草三分①

上水煎服。若脾胃弱，去芩、连，加白术、茯苓。

济阴地黄丸　治阴虚火燥，唇裂如茧。

---

① 三分：原脱，据书业堂本补。

五味子　麦门冬　当归　熟地黄自制

杵膏　肉苁蓉　山茱萸去核　干山药　枸

杞子　甘草　菊花　巴戟肉各等分

上为末，炼蜜丸，桐子大。每服七八

十丸，空心食前，白汤送下。

归脾汤一名济生归脾汤　治思虑伤脾，血

耗唇皱，及气郁生疮，咽喉不利，发热便

血，盗汗晡热等症。

人参　白术　茯苓　黄芪炒　木香　甘

草各三分　当归　龙眼肉　远志　酸枣仁

炒，各一钱

上水煎服。

加味归脾汤　即前方加柴胡、丹皮、

山栀，治思虑动脾火，元气损伤，体倦发

热，饮食不思，失①血牙疼等症。

补中益气汤　治中气伤损，唇口生

疮，或齿牙作痛，恶寒发热，肢体倦怠，食

少自汗，或头痛身热，烦躁作渴，气喘脉大

而虚，或微细软弱。

———————————

①失：原脱，据渔古山房本补。

人参　黄芪炒　甘草各一钱五分　白术　当归　橘红各一钱　柴胡　升麻各五分

上姜枣水煎服。

羌活散　治风热传脾，唇口眴皱，或头痛目眩，或四肢浮肿如风状。

羌活　茯苓　薏苡仁各等分

上每服三五钱，水煎，入竹沥一匙服。

人参理中汤　治口舌生疮，饮食少思，大便不实，或畏寒恶热，作呕腹痛。此中气不足，虚火上炎。

人参　白术　干姜炮　甘草灸，各等分

上每服五七钱，或一两，水煎服。

附子理中汤　治症同上，但四肢逆冷，或呕吐泄泻。

茯苓　白芍药各三钱　附子　人参各二钱　白术四钱

上水煎服。

香砂六君子汤　治口舌生疮，服凉药过多，以致食少作呕，或中气虚热所致。

人参　白术　茯苓　半夏　陈皮各一

钱　甘草炒,六分　藿香八分　缩砂仁炒,八分

上姜水煎。

人参安胃散　治胃经虚热,口舌生疮,喜热饮食。

甘草炙　陈皮各五分　人参　白茯苓各一钱　黄芩二钱　黄连三分　芍药七分

上水煎服。

七味白术散　治虚热,口舌生疮,不喜饮冷,吐泻口干。

人参　白术　木香　白茯苓　甘草炙　藿香各五分　干葛一钱

上水煎服。

四君子汤　治口舌生疮,脾胃虚弱,饮食少思,肚腹不利。

人参　白术　茯苓各一钱　甘草炙,五分

上姜枣水煎服。

六君子汤　治胃气虚热,口舌生疮,或寒凉克伐,食少吐泻。

人参　白术　茯苓各一钱半　陈皮　半夏　甘草各一钱

上姜枣水煎服。

二陈汤 治脾胃虚弱，口舌生疮，或中脘停痰，呕吐恶心，饮食少思等症。

陈皮 茯苓 半夏各一钱半 甘草炙，五分

上姜枣水煎服。

葛花解醒汤 治酒积，口舌生疮，或呕吐泄泻。

白豆蔻 缩砂仁 葛花各五分 木香二分 青皮二分 陈皮 茯苓 猪苓 人参 白术 神曲炒 泽泻 干姜各三分

上水煎服，得微汗，酒病去矣。

龙胆泻肝汤 治口苦，或生疮。

柴胡一钱 黄芩七分 甘草 人参 天门冬去心 黄连炒 山栀炒 龙胆草酒拌炒焦 麦门冬 知母各五分 五味子二分

上水煎服。

小柴胡汤 治肝胆经风热侮脾土，唇口肿痛，或寒热往来或日晡发热，或潮热身热，或怒而发热胁痛，甚者转侧不便，两胁痞满，或泻利咳嗽，或吐酸苦水。

柴胡一钱　黄连一钱半　半夏　人参各一钱　甘草炙,五分

上姜枣水煎服。怒动肝火，牙齿痛寒热，加山栀、黄连。

栀子清肝散　治三焦及足少阳经风热，口舌生疮，或耳内作痒，出水疼痛，或胸间作痛，或寒热往来。

柴胡　山栀　丹皮各一钱　茯苓　川芎　芍药　牛蒡子炒　当归各七分　甘草五分

上水煎服。

人参败毒散加防风、荆芥,名荆防败毒散　治一切表证，疮疡焮痛，发寒热，或拘急头痛，脉细有力者。

人参　羌活　独活　柴胡　前胡　茯苓　川芎　桔梗　枳壳　甘草各一钱

上水煎服。

夺命丹　治喉闭，或疔疮发大毒，或麻木，或呕吐，重者昏愦。若疔毒牙关紧

急，用三五丸为末，水调灌下，有夺命之功。

蟾酥_{干者酒化} 轻粉各五分　枯白矾　寒水石_煅　铜绿　乳香　没药　麝香各一钱　朱砂三钱　蜗牛二十个，另研，无亦效

上为细末，用蜗牛或酒糊为丸，如绿豆大。每服一二丸，温酒或葱汤下。

[东垣]白芷汤　治大寒犯脑，牙齿疼痛。

麻黄　草豆蔻各一钱　黄芪　升麻各二钱　吴茱萸　白芷各四分　当归　熟地黄各五分　藁本三分　桂枝二分半　羌活八分

上另为末，和匀搽之。

[东垣]牢齿散　治牙龈露肉，牙疳肿痛，或牙齿动摇欲落，或牙齿不长，牙黄口臭。

升麻四两　羌活　地骨皮各一两　胆草一两半，酒浸

上为末，以温水漱口，每用少许擦之。

独活散　治风毒牙痛，或齿①龈肿痛。

独活　羌活　川芎　防风各五分　细辛②　荆芥　薄荷各二钱　生地黄

上每服三五钱，水煎嗽咽。

[谦甫]加减泻白散　治膏粱醇酒，劳心过度，肺气有伤，以致气出腥臭，涕唾稠黏，咽嗌不利，口苦干燥。

桑白皮二钱　地骨皮　片黄芩　甘草炙，各一钱　知母七分　五味子十粒　麦门冬五分　桔梗一钱

上姜枣水煎服。

犀角升麻汤　治阳明经风热牙疼，或唇颊肿痛。

犀角镑　升麻　防风　羌活各一钱　白附子五分　川芎　白芷　黄芩各七分　甘草三分

上水煎熟，入犀末服。

---

① 齿：渔古山房本、书业堂本作"牙"。

② 细辛：据用量、药剂量，应在防风前。

玄参升麻汤　治心脾壅热，口舌生疮，或木舌重舌，或两颊肿痛。

玄参　赤芍药　升麻　犀角_镑　桔梗　贯众　黄芩_{炒，各一钱}　甘草_{五分}

上水煎服。

三黄丸　治实热口舌生疮，作渴喜冷，或齿龈肿痛等症。

黄芩　黄连　黄柏_{各等分}

上为末，水糊丸，桐子大。每服七八十丸，白汤下。

安肾丸　治肾虚牙痛腰疼。

补骨脂_炒　胡芦巴_炒　茴香_炒　川楝子_{肉炒}　续断_{炒，各三两}　桃仁　杏仁_炒　山药　茯苓_{各二两}

上为末，蜜丸，桐子大。每服五十丸，空心盐汤下。

八味丸　治肾气虚寒，牙齿作痛，面色黧黑，精神憔瘦，脚膝无力，饮食少思；或痰气上升，小便频数，齿不坚固；或口舌糜烂，畏饮冷水。即后方每料加肉桂、附子各一两。

六味丸加五味、肉桂各一两,名加减八味丸　治肾经虚热,齿不固密,或作疼痛,或发热渴淋,痰气壅嗽,头晕眼花,咽燥唇裂,腰腿痿软,自汗盗汗,便血诸血,失瘖。水泛为痰之圣药,血虚发热之神剂。

茯苓四两　熟地八两,杵膏　山茱萸肉干山药各四两　牡丹皮　泽泻各三两

上为末,入地黄炼蜜丸,桐子大。每服七八十丸,空心食前滚汤下,地黄须自制。

滋肾丸　治肾经阴虚,齿痛或苏蚀色黑,日晡发热,脚膝无力,小便不利,肚腹胀满详见《内科摘要》。

肉桂二钱　知母①　黄柏各酒炒,二两

上为末,水丸桐子大。每服二百丸,空心白滚汤下。

清心莲子饮　治口舌生疮,烦躁作

---

　①知母:原脱,据家居本、渔古山房本及《内科摘要》补。

渴,小便赤涩,口干便浊,夜间安静,昼则举发,此热在血分。

黄芩　石莲　茯苓　黄芪炒　柴胡　人参各一钱　麦门冬　地骨皮　车前子炒　甘草各一钱半

上水煎服。

还少丹　治脾肾虚弱,牙齿作痛,或不坚固。又补虚损,生肌体,进饮食之圣药。

肉苁蓉　远志去心　茴香　巴戟去心干山药　枸杞子　熟地黄　石菖蒲　山茱萸去核　杜仲去皮,姜制　牛膝　楮实子炒　五味子　白茯苓各等分

上为末,枣肉并蜜丸,桐子大。每服七十丸,温酒日三服。

羌活附子汤　治冬月大寒犯脑,令人脑齿连痛,名曰脑风。为害甚速,非此莫能救。

麻黄去节　黑附子炮,各三分　羌活　苍术各五分　黄芪一分　防风　甘草　升麻　白

僵蚕炒　黄柏　白芷各三分　佛耳草有寒嗽者用之,如无不用

上水煎服。

十全大补汤　治气血俱虚,牙齿肿痛,或口舌生疮,或恶寒发热,自汗盗汗,食少体倦,或寒热作渴,头痛眩晕,或似中风之症。

白茯苓　人参　当归　白术　黄芪川芎　熟地黄生者自制　白芍药炒　甘草炙,各一钱　肉桂五分

上姜枣水煎服。

八珍汤　治气血俱虚,口舌生疮,或齿龈肿溃,恶寒发热,或烦躁作渴,胸胁作胀,或便血吐血,盗汗自汗等症。

人参　白术　白茯苓　当归　川芎白芍药　熟地各一钱　甘草炙,五分

上姜枣水煎服。

越鞠丸　治六郁,牙齿痛,口疮,或胸满吐酸,饮食少思。

苍术炒　神曲炒　香附子　山楂　山

栀炒　抚芎　麦芽炒,各等分

上为末,水调神曲丸,桐子大。每服五七十丸,滚汤下。

四物汤加牡丹皮、柴胡、山栀名加味四物汤　治血虚发热,口舌生疮,或牙龈肿溃,或日晡发热,烦躁不安,或因怒而致。

当归　熟地各三钱　芍药　川芎各一钱

上水煎服。

当归补血汤　治口舌生疮,血气俱虚,热渴引饮,目赤面红,其脉洪大而虚,重按全无。

黄芪炙,一两①　当归酒制,二钱

上水煎服。

[元戎]四物二连汤　治血虚发热口舌生疮,或昼寒夜热。

当归　生地黄　白芍药　川芎　黄连　胡黄连各一钱

上水煎服。

犀角地黄汤　治火盛,血妄行,或吐

----

① 两:原作"钱",据《内外伤辨》改。

衄，或下血。

犀角_镑　生地黄　白芍药　黄芩　牡
丹皮　黄连各一钱

上水煎熟，入犀末服。若因怒而患，
加柴胡、山栀。

当归六黄汤　治阴虚内热盗汗。

当归　熟地黄_{自制}　生地黄　黄芪_炒
黄连_{炒黑}　黄芩_{炒黑}　黄柏_{炒黑，各一钱}

上水煎服。

逍遥散　治血虚有热，口舌生疮，或
口燥咽干，发热盗汗，食少嗜卧。

甘草_炙　当归　芍药_炒　茯苓　白术
_炒　柴胡各一钱

上水煎服。

加味逍遥散　治肝脾有火血虚，即前
方加山栀、丹皮。

[谦甫]解毒雄黄丸　治缠喉风肿闭，
或卒倒死，牙关紧急。

雄黄_{一钱}　郁金_{一分}　巴豆_{十四粒，去油皮}

上为末，醋糊丸，绿豆大，用热茶送下

七九,吐顽痰立苏,未吐再服。若死而心头犹热,灌下更生。

[谦甫]龙麝聚圣丹　治心脾客热,咽喉肿痛,或成痈不消,或舌本肿胀,口舌生疮。

川芎一两　生地黄　犀角镑　羚羊角　琥珀　玄参　连翘各五钱①　人参　赤茯苓　马牙硝　片脑　麝香各三钱　桔梗　升麻各五分　铅白霜各一钱②　南硇砂一两　朱砂　牛黄各二钱　金箔五十片

上为末,蜜丸,龙眼大,金箔为衣,薄荷汤化下,或噙咽之。

[拔萃]桔梗汤　治热肿喉痹。

桔梗　甘草　连翘　山栀　薄荷　黄芩各一钱

上入竹叶,水煎服。

[无择]玉屑无忧散　治喉风痰壅,或口舌生疮,或骨鲠不下。

---

① 钱:家居本、博古堂本作"分"。

② 一钱:原作"五钱",据《御药院方》改。

玄参　贯众　滑石　缩砂仁　黄连
甘草　茯苓　山豆根　荆芥穗各五
钱①　寒水石煅　硼砂各三钱

上为末，每服一钱，清水调下。此药
又去邪辟瘟止渴。

甘桔汤　治咽喉肿痛。

甘草六钱　苦梗三钱

上水煎服。

白虎汤　治胃热作渴，暑热尤效。

知母　石膏各二钱　粳米半合

上水煎服。

调胃承气汤　治中热，大便不通，咽
喉肿痛，或口舌生疮。

大黄一两　甘草一钱五分　芒硝四钱五分

上每服五七钱，水煎。

桃仁承气汤加当归一钱，名当归承气汤　治
瘀血停滞，腹内作痛，或发热发狂，大便
秘结。

---

①　荆芥穗各五钱：此味药原在硼砂后，文义不
顾，据书业堂本改。

桂枝　芒硝　甘草炙,各一钱　大黄二钱　桃仁五十粒,去皮尖研

上水煎,空心服。

清热补气汤　治中气虚热,口舌如无皮状,或发热作渴。

人参　白术　茯苓　当归酒拌　芍药炒,各一钱　升麻　五味子　麦门冬　玄参　甘草炙,各五分

上水煎服。如不应,加炮姜。更不应,加附子。

清热补血汤　治口舌生疮,体倦少食,日晡益甚,或目涩①。

当归酒拌　川芎　芍药各一钱　熟地黄酒拌,一钱　知母　五味子　麦门冬各五分　玄参七分　柴胡　牡丹皮各五分

上水煎服。如不应,用补中益气汤加五味治之。

清热化痰汤　治上焦有热,痰盛作

---

① 目涩:此后渔古山房本、书业堂本有"热痛"二字。

渴,口舌肿痛。

　　贝母　天花粉　枳实炒　桔梗各一钱　黄芩　黄连各一钱二分　玄参　升麻各七分　甘草五分

　　上水煎服。

　　升麻柴胡汤　心脾虚热上攻,舌上生疮,舌本强,颊两边肿痛①。

　　芍药　柴胡　山栀子　升麻　木通各一两　黄芩　大青　杏仁各五钱②　石膏二两③

　　上每服四五钱,水煎。

　　凉膈散　治实热,口舌生疮,牙齿作痛,或喉舌肿痛,便溺秘赤,或狂言妄语,大便秘结。

　　大黄　朴硝　甘草各一两　连翘四两　山栀　黄芩　薄荷叶各一两

　　上为末,每服五七钱,水煎服。如未

----

　　①心脾虚热上攻,舌上生疮,舌本强,颊两边肿痛:此十八字主治原脱,据《三因方》补。

　　②五钱:《三因方》作"五分"。

　　③二两:剂量原脱,据《三因方》补。

应，当加之。

防风通圣散 治风热炽盛，口舌生疮，大便秘结，或发热烦躁，疮毒作痒等症。

防风 当归 川芎 芍药 大黄 芒硝 连翘 薄荷 麻黄 桔梗 石膏 黄芩各一两 白术 山栀子 荆芥各二钱半 甘草二两 滑石三两

上每服五七钱，水煎。或为末，白汤调下。

清咽利膈汤 治积热咽喉肿痛，痰涎壅盛，烦躁饮冷，大便秘结。

金银花 防风 荆芥 薄荷 桔梗炒 黄芩炒 黄连炒，各一钱五分 山栀子炒、研 连翘各一钱 玄参 大黄煨 朴硝 牛蒡子研 甘草各七分

上水煎服。

金钥匙 治喉闭喉风，痰涎壅塞。

焰硝一两五钱 硼砂五钱 脑子一字 白僵蚕一钱 雄黄二钱

上各为末，以竹管吹患处，痰涎即出。如痰虽出，咽喉不利，急针患处，以去恶血。

润喉散　治气郁咽喉闭塞。

桔梗二两五钱　粉草四钱　草紫河车四钱　香附三钱　百药煎一钱五分

上为末，敷口内。

又方　薄荷叶、硼砂各五钱，冰片一钱为末，吹患处甚效。

破棺丹一名通关散　治咽喉肿痛，水谷不下。

青盐　白矾　硇砂各等分

上为末，吹患处，有痰吐出。

小续命汤　治阴毒喉痹。

麻黄五分　防风　芍药　白术　人参　川芎　附子生　防己　黄芩各二分　桂枝甘草各五分

上水煎服。

[仲景]半夏汤　治伤寒喉中生疮，不能发声。

半夏　桂枝　甘草各等分

上每服七八钱，水煎，候冷，细细咽之。

萆薢散一名换肌消毒散　治杨梅疮，不拘初起、溃烂，或发于舌间、喉间，并效。

当归　白芷　皂角刺　薏苡仁各二钱　白鲜皮　木瓜不犯铁器　木通　金银花各七分　甘草五分　萆薢一名土茯苓，又名冷饭团，五钱

上水煎服。

清咽消毒散　治咽喉疮肿，痰涎壅盛，或口舌生疮，大便秘结。即荆防败毒散加芩、连、硝黄。

人参固本丸　治肺气燥热，小便短赤，或肺气虚热，小便涩滞如淋。此治虚而有火之圣药也。

生地黄酒拌　天门冬去心　麦冬门去心，各一两　人参五钱　熟地黄用生者，酒拌，铜器蒸半日

上除人参为末，余药捣膏，加炼蜜少许，丸桐子大。每服五十丸，空心，盐汤或

温酒下。中寒人不可服。

刺少商穴法 穴在手大指内侧，去爪甲，针如韭叶，刺入二分许，以手自臂勒至刺处，出血即消。若脓成者必须针患处，否则不治。